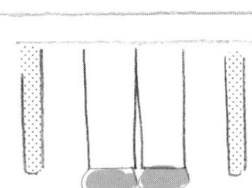

藤本 修

精神科医の仕事、カウンセラーの仕事

どう違い、どう治すのか?

関根友実

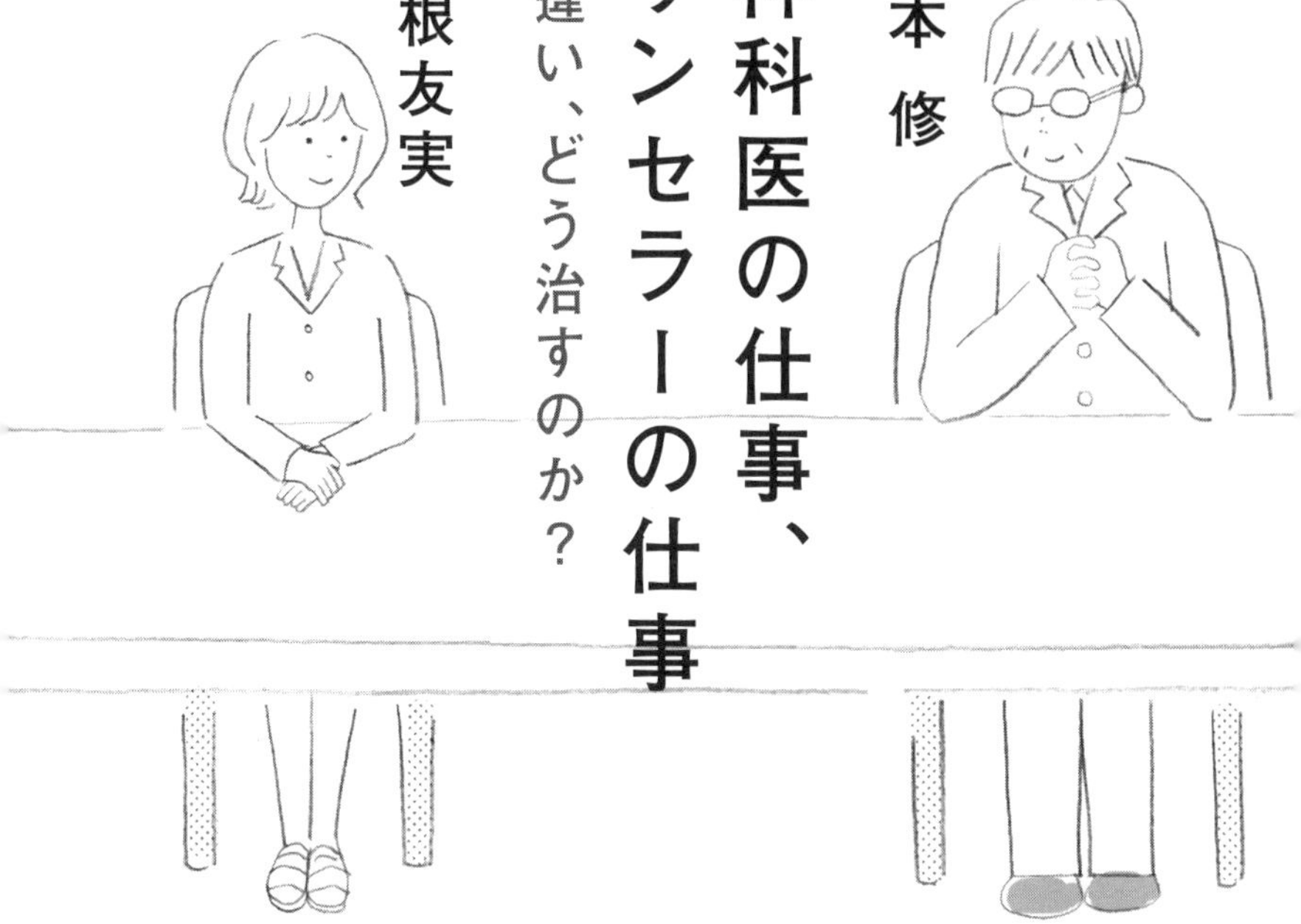

平凡社

精神科医の仕事、
カウンセラーの仕事

目次

第二章　患者さんとどのように出会うのか——予診と初診　65

（3）患者さんの話を聴くとき、患者さんと話をするときに注意していることは何ですか？

（4）精神科医とカウンセラー（臨床心理士）の連携・協同で注意していることは何ですか？

（5）精神科医からカウンセラー（臨床心理士）へ、カウンセラー（臨床心理士）から精神科医へ、それぞれこうしてほしいなどの要望がありますか？

（6）精神科医、カウンセラー（臨床心理士）は儲かりますか？　報酬のことで感じることはありますか？

（7）これから精神科を受診しようと考えている人及び受診中の人へのアドバイス、これから心理療法やカウンセリングを受けようと考えている人及びカウンセリング中の人へのアドバイスをお願いします。

はじめに

精神科医療を行っていると、カウンセリングはしていないのですか、と尋ねられることがあります。実際に、カウンセリングで治してほしいと初診時に希望する患者さんもいます。よく聞いてみると、患者さんはカウンセリングということにさまざまなイメージを抱いています。「よく話を聴いてもらえる」「何でも相談に乗って教えてくれる」と考えている人も多いようです。一方で、「自分の病気は脳という器官の病気で、こころの病気ではないから、人に話を聴いてもらったことで治るようなものではない」とカウンセリングに抵抗を示す人もいます。

また教育に関わる知人のカウンセラー（臨床心理士）から、よく精神科医療についての相談を受けると聞きました。その内容は、友人がうつ病に罹《かか》っていると思うのだけど、カウンセリングをしてもらえませんかと頼まれた、また適応障害と診断されて服薬しているがこの薬でいいのですかと質問されたということです。

精神科医とカウンセラーは近接領域で仕事をしているのに、病院、クリニックなどの精神科医療の現場で、精神医学を学んだ専門職としてのカウンセラー（臨床心理士）が配置され、医師とともに治療に関わることができる施設は決して多いわけではありません。両者の連携や協同は必要なはずなのに、できる施設がほとんどないのが実情です。

私たちは精神科医療の現場で、両者の専門性をお互いによく理解し、患者さんに有益となるような連携をしていきたいと思っています。それには、両者の違いはどこにあるのか、どのような役割があるのか、実際にどのような診療上の分担をしているのかについて知らなければならないですし、皆様にも知ってもらいたいと思います。一人の患者さんに対して、精神科医とカウンセラー（臨床心理士）が、どのように協同して診断そして治療や再発予防をしていくのかについて知ってもらいたいと思い、二人で筆を執りました。

実際、気難しい感じがする精神科医よりもカウンセラーのほうが話を聴いてくれそうだ、というイメージがあり、冒頭の患者さんの気持ちもわからないではありません。しかし、医療行為のなかでカウンセリングを行うことは、ただ単に患者さんの話を傾聴するということ、あるいは困りごとの相談に乗ることではありません。患者さんにどのような精神疾患があり、どのような治療をしたらよいのか、そして精神（心理）療法をより効果的に行うために、カウンセリングが必要かどうかの判断を必要とします。患者さんにも、カウンセリングの限界を知ってもらうと同時に、それを受けることに対する心構えを持ってもらわなければ、治療効果は上がりません。

本書の筆者である藤本は、医師として長年にわたり精神科医療に携わってきましたが、心理士との連携の必要性を実感しています。それは、これまでに多くの優秀で真摯な心理士との出会いがあったからです。そして、開設したおおさかメンタルヘルスケア研究所附属クリニック（OMCIクリニック）では臨床心理士、精神保健福祉士との協同を行っています。もう一人の筆者・関根は元朝日放送アナウンサーであり、フリーアナウンサーとして働きながら臨床心理士の資格を取り、同クリニックでカウンセラーとして勤務しています。本書はそこでの実践を踏まえて、執筆したものです。

本書の目的は、精神科の診療のなかで、精神科医とカウンセラー（臨床心理士）がどのように患者さんに接し、こころの病気を治していくかを示すことです。そのなかで、当院で両者の連携、協同がどのような形で行われているのかについても記述しています。

本書では、第一章で精神科医とカウンセラー（臨床心理士）がどのような資格で、どのような学問を背景にして、どのような手法を用いているのかなど、精神科医とカウンセラーについての概説を書き、第二章から第五章までは、診療の経過に従い、つまり来院・初診から治療の終結に至る流れに沿って、具体的にどのように対応していくのかについて解説します。第二章から第五章の各章の最後に、うつ病のAさんのケースを載せましたが、これは、精神科診療で関わってきた多くのうつ病患者さんを参考にして創作したものです。この事例から、実際的な精神科医とカウンセラーの関わり、そして連携について読み取っていただければ幸いです。

本書を執筆中の二〇一五年九月に、公認心理師法案が国会で通過・成立し、心理職が国家資格として認定されることになりました。同法について私たちは原則的に賛成ですが、精神科医としてまた心理士としてさまざまな意見や批判があるようです。本文中にも書きましたが、精神科医と心理士がうまく連携できない要因が過去には多々ありました。そして、それはまだ氷解しているわけではないと思われます。

私たちは精神科医療のなかで、精神科医と心理士との連携、協同が必須であると考えています。今回成立した法案は両者の結びつきを強める契機になると考えますが、同法が精神科医療そして患者さんのために真に役立つものになるために、精神科医は指揮者として全体に配慮し、心理士は医療現場で求められる技能や知識になじんでいくことが必要だと思います。

今回の出版に当たり、平凡社及びフリー編集者の及川道比古氏に多大なご支援と励ましをいただきました。心より感謝いたします。

二〇一六年一月六日

藤本 修・関根友実

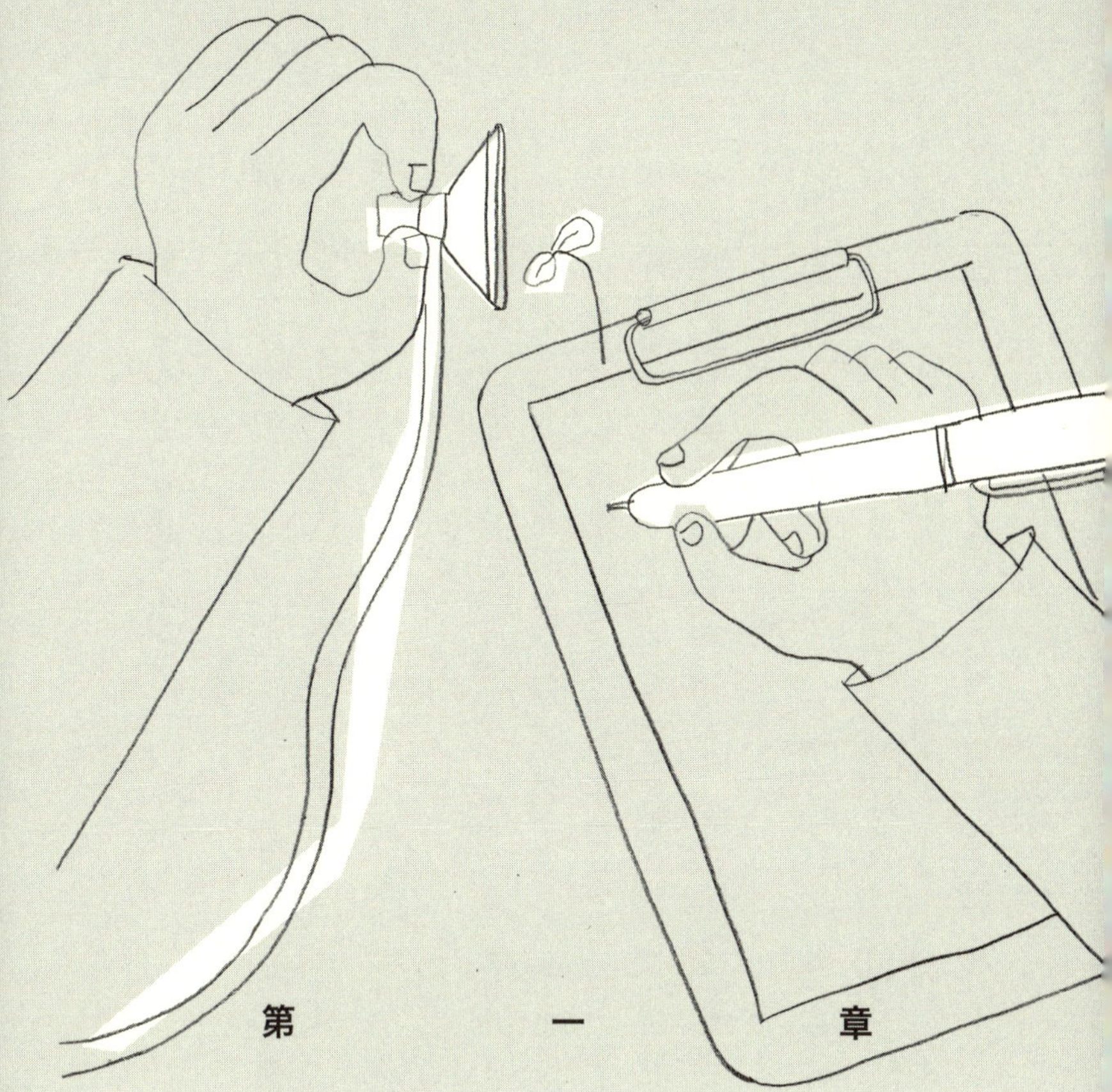

第　一　章

精神科医と
カウンセラーは
どのように違うのか

近接領域で仕事をしていながら、関わりが多いとはいえない精神科医とカウンセラー。両者の資格、背景としている学問、連携の可能性などを解説します。

〝患者さん〟と〝クライエント〟

精神科医とは何か、カウンセラー（心理カウンセラー、臨床心理士）とは何か、その役割の違いがよくわからないという声を耳にします。また、こころの病気かもしれないと思ったときに、精神科や心療内科を受診するのと、カウンセラーに相談するのとどちらがよいかと迷った人もいるでしょう。

精神科医とカウンセラーはその役割でも、受けてきた教育やそれぞれの資格に関しても、ずいぶんと異なります。精神科医は医学的知識を基にして、こころの病気に対応するカウンセラーは心理学の知識を礎《いしずえ》にして、患者さん（依頼者）に対応します。また日本の医療は皆保険制度を敷いていて、診療報酬を伴う診療については医師に委ねられており、カウンセラーは医療行為のなかで主体的に関わることができない制度になっています。

なお、医学では病気を有する人を〝患者さん〟（クランケ：Kranke＝独語、あるいはペイシャント：patient＝英語）と呼び、臨床心理学でカウンセリングを受ける人を〝クライエント〟（client＝英語、日本語訳：依頼者）と呼ぶという違いがあります（本書は精神科医療に関する部分は、基本的に〝患者さん〟という用語を使います）。同様に、医師の〝診断〟と臨床心理士の〝見立て〟も用語は違いますが、似た内容を指しています。それらの用語の違いにも、それぞれが背景とする学問や思想、実践の違いが示されています。

精神科医とは、カウンセラーとは何か、そして精神科医療のなかでそれぞれどのような役割を持ち、どのように機能していくのか、この章ではそういった基本的なことについて説明します。そして、筆者二人が仕事をしているおおさかメンタルヘルスケア研究所附属クリニック（ＯＭＣＩクリニック）での精神科医とカウンセラーの役割と連携についても、説明していきたいと思います。［藤本］

1 医師とは、カウンセラーとは

●医師とは何か

医師の定義

医師とは、医師法に基づいて傷病の診察・治療を職業とする人のことです。医師法では、

第一章総則として「医師は、医療及び保健指導を掌《つかさど》ることによつて公衆衛生の向上及び増進に寄与し、もつて国民の健康な生活を確保するものとする」と規定されています。また同法の第二条では「医師になろうとする者は、医師国家試験に合格し、厚生労働大臣の免許を受けなければならない」とされ、さらに第十七条で「医師でなければ、医業をなしてはならない」、第十八条で「医師でなければ、医師又はこれに紛らわしい名称を用いてはならない」と規定されています。

このように医師法は、医師でなければ医療行為を行ってはならないという、国家資格による医療行為についての業務独占を謳《うた》っているのです。

医師になるには

日本の現在の制度では、医師は大学医学部での六年間の教育を受け、医師国家試験に合格した者を呼称しますが、さらに大学卒業後（国家資格取得後）二年間以上、厚生労働大臣の指定する病院で、臨床研修を受けなければならず、臨床研修修了登録証の交付を受け、実際の医療に携われるようになります。つまり二年間の研修医を経て、保険医として登録され、一般の保険を使った診療が可能になるのです。

さて、医師が大学の医学部を卒業し、二年間の臨床研修を終えても、まだまだ医師としての技量が熟達しているとはいえません。むしろ臨床研修の修了をもって自らの専攻を決めていくのが、多くの医師がたどっていく道のりであり、そこが出発点とも考えられます。内科を選ぶか外科にするか、精神科もあるし、耳鼻科や眼科もあります。また内科でも最近は臓器別に細分化され、消化器内科、循環器（心臓）内科、神経内科、呼吸器内科というように、多くの専門科がありますが、これは外科でも同様です。二年間の研修（前期あるいは初期研修ともいう）を終えるときは研修医が今後どの科目を選択し、実地臨床をしていくのかの分かれ道となる時期になります。

研修医の今後の道については、いくつかの選択があります。大きな病院（大学附属病院を含む）では、大学卒後三〜五年まで後期研修医のポストを用意しているところもありますし、専攻する科、教室を決め、医局人事に委ねる方法もあります。自らのコネクションや転職サイトの利用で探す、あるいは大学院へ進学し、しばらくは研究に専念する道など、さまざまな選択肢があります。そして、その後の医師の転職についても、そのいずれかの方法で行われていくことになります。

また日本では、医師はいつでも、いずれの科（麻酔科を除く）も自らの意思で選ぶことができます。したがって仮に一〇年間産婦人科の業務に携わっていた医師が、急に精神科の業務に就くことも法的にはなんら問題がありません（後述）。医師は、転職のみではなくこのような転科をすることも可能なのです。

医師が働く場所

医師が医業を行う主な場所は、診療所（クリニック）と病院です。診療所は主として外来で患者さんを診察しますが、医療法では一九人以下の患者さんを入院させるための施設を有するものも診療所に含みます。したがって、診療所には有床と無床のものがあり、個人の設立によるものばかりではなく、公的機関や医療法人が設営するものがあります。多くは個人あるいは医療法人が診療所の開設者であり、一般には開業医と呼ばれ、病院で勤務する勤務医と区別化されています。

病院とは医療を提供し病人を収容する施設のことで、具体的には外来機能と二〇床以上の入院機能を有する施設のことです。病院の開設者は、独立行政法人や地方公共団体、日本赤十字社など公的組織と医療法人が多くを占めますが、個人によるものもあります。いずれも医療法で謳われている非営利原則に基づかなければなりません。

私たちが関わる精神科医療の領域では、病院を大学附属病院、総合病院（ほとんどのものが独立行政法人、あるいは公的医療機関、健康保険組合、共済組合等の連合機関等が開設者）と精神科病院に大きく分けるのが一般的です。

このように医師のほとんどがクリニックないしは病院で働いていますが、一部は理化学研究所や精神保健研究所（国立精神・神経医療研究センター）、国立がん研究センターや国立循環器病研究センターなどの研究機関（臨床部門を併用しているところが多い）に属しています。また、大学附属病院も研究機関であり臨床機関でもあるといえるでしょう。労働安全衛生法に基づく産業医として働いている医師も多くいます。さらに保健所で働く医師（保健所長は医師でなければならない）や防衛省、法務省（医療刑務所や医療少年院）、外務省や宮内庁などの国の機関で働いている医師もいます。

標榜《ひょうぼう》科とは何か

クリニックや病院では、○○科という表記がなされています。この表示を標榜科といいますが、医療法に基づく厚生労働省令による規定に従うものです。クリニックや病院などの医療機関は、その規定に従って、広告できる診療科＝標榜科が決められます。

現在の規定は二〇〇八年四月に改正されたものですが、それによれば臓器別に、より詳細な標榜科目の記載が可能になっています。標榜科目は、医師が診療の専門区分を明確にし、それを都道府県に届けることにより看板や電話帳に広告記載できるという広告規制を趣旨として作成されたものです。精神科関連の標榜科について説明しますと、現省令では、精神科、神経内科、心療内科は標榜科目として認められますが、メンタルヘルス科、神経科、精神神経科は不適当ということになっています。

しかし、実際にさまざまな標榜科目が存在するのは、省令が改正される二〇〇八年四月以前の開院であるか（実際、神経科は改正前では標榜可能な三八の科の一つに入っていました）、または標榜科目の表示についての規定は、あくまで広告上の趣旨であるため、病院内の表示やインターネット上の記載には制限を受けていないこと（メンタルヘルス科はそれに当たります）によっています。

医師であれば誰でも、麻酔科を除く標榜科目を二つ以内に限り、標榜することが可能です。したがって今までは産婦人科や消化器内科で診療していた医師が、心療内科や精神科を標榜して開業することも可能ですし、その逆も許されるわけです。専門性を明確化させるという意図をもった省令の改正ですが、その判断の基礎となる専門性の評価という点について、省令では何も考慮されていないのは不思議なことです。［藤本］

●カウンセラーとは何か

誰でもカウンセラーになれる？

色彩カウンセラー、美肌カウンセラー、転職カウンセラー、失恋カウンセラー……。まさに時代はカウンセラーの百花繚乱という状況です。カウンセラーという名称を掲げて商売をすることに法的な規制はなく、極端な言い方をすれば、「自分は〇〇カウンセラーです」と名乗りを上げさえすれば、その日からカウンセラーになれるということです。インターネットが社会の隅々まで普及し、ホームページなりブログを立ち上げるだけで「営業」を始めることができる世の中になり、雨後の筍のように次から次へと新しいカウンセラーが生まれました。

また、仕事柄、心理関係の調べ物をすることが多いせいでしょうか、インターネットをつなぐと、心理カウンセラーの認定資格のバナー広告がよく目につきます。専門職対象の学会などが認定している比較的信頼度の高いカウンセリング資格もあれば、一歩間違えると新興宗教の入り口のような怪しげな資格もありますので、まさにピンからキリまでカウンセリング資格は存在しているといっても過言ではないでしょう。

それだけ「カウンセラー」という職業の社会的ニーズが高まってきていると見ることもできます。経済の不活性、雇用の不安定やリストラ、高齢化社会の進展、社会的ひきこもりの増加、いじめ、子育ての重圧、虐待、ドメスティック・バイオレンス等々、誰かにSOSを出したい事柄は増えていると思われます。そのなかで、「迷惑をかけたくない」「弱音を吐くようで恥ずかしい」という思いから、ぎりぎりまで一人で抱え込んで、ついには心身ともに深刻な状況に陥る場合もあります。だからこそ、第三者のカウンセラーが身近な援助者として存在している意味があるのです。

カウンセラーの定義

「カウンセラーって最近ネットとかで目にするけれど、いったい何をしてくれる人なのだろう。そしてどこで出会えるのだろう」といった素朴な疑問をよく耳にします。「カウンセリング」を『広辞苑　第五版』（岩波書店、一九九八年）で引いてみると、「個人のもつ悩みや問題を解決するため、精神医学・心理学等の立場から協力し助言を与えること。個人指導。身上相談」と書かれています。狭義のカウンセリングとは、精神医学や心理学などの専門的な知識や訓練をベースにして、相談者の悩みや問題を解決するための援助を行うことであり、広義のカウンセリングとして、ペットカウンセラーや結婚カウンセラーなど、多様な分野の相談業務が含まれるといえるでしょう。

冒頭の質問で求められているのは、狭義のカウンセラー、つまり心理カウンセラーだと思います。さらに心理カウンセラーについては、特別な方法で疲れ果てたこころを癒してくれるのではないか、劇的に問題が解決するようなアドバイスをしてくれるのではないかといったイメージを持たれている場合もあります。実際に患者さんから、「カウンセラーが何かをしてくれる、救ってくれる」というような大きな期待を感じることが少なからずあります。

悩みの相談に乗ることがカウンセリングであるのならば、親しい人や友達の相談に乗ることだってカウンセリングではないかと思われるかもしれませんが、それは狭義のカウンセリングにはなりません。私自身も友達の相談に乗ったり、知人の悩みを聞いたりするときと、カウンセラーとして相談業務に携わるときでは明らかに態度も傾聴の姿勢も異なっています。

友人からの相談では、どうしてもその人との愛着関係、利害関係が生じていますので、客観的にはなりにくいでしょう。仮に相手に問題があるとしても、友人関係が壊れる可能性を考えると、本当のことは言いにくいものです。あるタイプの友人は自分の意見を押し付けてくるかもしれません。その場合は、それに従わないと気まずい関係になることも考えられます。また、相談内容が知らないうちにあちこちに広まっていたということもあるかもしれません。相談を受けた人は相談者のことを心配してほかの人にアドバイスを求めたのかもしれませんが、相談した側からすると、個人の秘密が勝手に流出したという点では非常に困ったことになります。

一方、カウンセリング場面でクライエント（依頼者・相談者。ただし、おおさかメンタルヘルスケア研究所附属クリニックでのカウンセリングの相談者は〝患者さん〟と表記します）とカウンセラーは、これまでに面識はなく、この場面以外で会うことはありません。またカウンセラーはプロとしてのカウンセリングの知識や技法、心理援助を行ううえでの倫理を身につけています。

具体的には、カウンセラーはクライエントがどのような悩みを持っているのか、何に困っているのかをクライエントの思考や感情に沿って、自分も追体験するかのように丁寧に聴いていきます。クライエントが口述する内容への批判や評価をしたり、自分自身の体験談や価値観を押し付けたりすることは原則的にはしません。複雑に絡み合った問題を、クライエントと二人で話し合いながら、少しずつ解きほぐしていくイメージです。解きほぐすのはクライエント自身ですが、問題がどのように絡まっているのかを確認、整理することとは、実は一人では大変な作業です。ですから、カウンセラーと話し合いながら、その作業を行うと効果があがります。ただし、「劇的に問題が解決するようなアドバイス」を期待していた人には申し訳ないのですが、魔法のような解決法はなかなか見つからないものです。仮にあったとしても反作用が強いものです。じっくり、焦らず、取り組んでいけそうなところから手をつけていくほうが、結果的にうまくいくことが多いのです。

カウンセラーの役割と限界

どの領域のカウンセリングでもいえることですが、困りごとを解決するのは当事者である本人以外にはありません。カウンセリングの役割は、専門的な知識や技法を用いて問題を整理したり、時には新しい見方を提示したり、役に立ちそうな情報を提供したりして、本人が問題に取り組んでいくことを支援することにあります。カウンセラーが代わりにその人の人生を生きることはできませんし、救世主のように困難な状況から救い出すこともできません。しかしながら、カウンセラーと話し合っていくうちに問題がはっきりしてきて、どこから手をつけたらいいのかがわかったり、辛く苦しい気持ちを打ち明けることで気持ちが少しでも落ち着いたりすることで、厳しい現実に向き合っていくうえで前向きになれることもあります。たった一度のカウンセリングでこころの整理の端緒がつかめて、あとは一人でやっていけるというケースもあれば、時に人生の伴走者のごとく長期間に及びカウンセリングを続けていくケースもあります。

「アメリカでは、多くの人が自分の問題について相談できる専属の弁護士とカウンセラーを持っている」という話を聞きますが、日本ではまだまだそのような段階にはありません。個人的な意見を言えば、カウンセリング文化がアメリカのように浸透するだろうとは思えません。カウンセリング心理学の発祥の地はアメリカであり、現在の心理学や精神医学の理論を形作ったのは西洋各国の専門家たちです。八百万《やおよろず》の神々のいる日本では、その風土に即した癒し方、悩みの解決方法があるのだろうと思います。日本人の気質や文化、特性に適したカウンセリングが必要だと私は考えています。［関根］

2 精神科医とは、臨床心理士とは

●精神科医とは何か

精神科と心療内科、神経内科はどう違うのか

精神科医とは「精神医学」という学問を根拠にして、精神疾患（こころの病気）の診療を行う医師といえます。それでは、うつ病や適応障害、パニック障害や統合失調症等のこころの病気を診療するのはどのような標榜科になるのでしょうか。また心療内科と精神科はどのように違うのでしょうか。神経内科はどのような疾患を診《み》るのでしょうか。

心療内科は、歴史的には心身症の診療に携わる科です。日本心身医学会で心身症は「身体の病気であるが、その発症や経過に心理・社会的因子が大きく影響しているもの」と定義されています。すなわち、十二指腸潰瘍、円形脱毛症、本態性高血圧、糖尿病など多くの身体疾患が心身症に含まれます。心療内科はこのような心身症、そしてその発症のメカ

ニズムに関わる〝心身相関〟を考慮して診療する内科の一部門として、発足しました。その先駆者の一人は、池見酉次郎《いけみゆうじろう》九州大学名誉教授で、池見先生は内科医として心身相関を研究し、日本で初めて大学病院に心療内科を創設しています。

心身症、心身相関をテーマとする日本心身医学会（当初の名称は日本精神身体医学会）が一九五九年に設立されましたが、心身医学会は内科、精神科、産婦人科、皮膚科、耳鼻科等さまざまな科の専門医が加わる学会としての特徴を有しています。しかし、心身医学の必要性は認められながらも、医学部に心療内科学講座を有する大学は、一〇大学程度で、精神科ほどの広がりを見せてはいません（精神医学講座は医学系各大学に必ず存在します）。そして、一九九六年に心療内科は標榜科としての存在を厚生省（当時）に認められ、現在に至っています。

一方、神経内科とは脳や脊髄、筋肉などに起因する疾患について診療する科です。脳梗塞や脳出血、脳炎や髄膜炎、パーキンソン病や脊髄小脳変性症、筋萎縮性側索《そくさく》硬化症（ALS）や重症筋無力症、筋ジストロフィー、さらに多発神経炎など多くの神経、筋疾患の診療を行う科です。一般の人では、精神と神経が混同されることがよくありますが、神経内科では身体としての脳、脊髄、そして末梢神経や筋肉系についての診療を担当するので、こころを専門的に診療する科ではありません。ただ、認知症やてんかん等の疾患については、精神科でも神経内科でも診療を受けることができます。さらに脳出血や脳腫瘍など外科的な治療を必要とする疾患については、脳神経外科が担当することになります。

精神科はその言葉のように、人間の病《や》んだ精神について、診療する科です。うつ病、統合失調症、パニック障害、適応障害等の疾患、パーソナリティ障害や発達障害の診断や治療に携わる科です。また、認知症や頭部外傷後の精神障害、アルコール依存や覚せい剤依存などの治療にも携わります。まさにこころの病気すべての診療に関わる科としてスタートしています。

私が大学卒業後に勤務した総合病院では、神経科を標榜しており、精神疾患のみならず認知症はもとより、脳梗塞やパーキンソン病、脊髄小脳変性症等の神経疾患の診療も行っていました。総合病院では、その後神経内科が新設されるようになり、神経科が精神疾患を、神経内科が神経疾患を担当することになりました。最近では、総合病院の神経科や精神神経科で、神経疾患の診療を担当することは減ってきており、神経内科で担当されるようになっています。

心療内科、神経内科、そして精神科について解説してきましたが、この説明に従うと、うつ病やパニック障害、統合失調症などの疾患は、精神科の領域に属するものだとわかるでしょう。眠れない、気分が憂鬱《ゆううつ》、不安な気持ちなどが続くようであれば、学問的には精神科を受診するのが正しい選択だと思います。

では、心療内科、メンタルヘルス科などの名称が使われるのはなぜでしょうか。それは、依然として精神的な病に関する社会的偏見があり、精神科を受診することに抵抗感があるからです。つまり、精神医療、精神科に対するスティグマ（社会的烙印）があるのです。

そのような理由で、心療内科を標榜している医療機関が増えてきています。その結果、こころの病気の診療はできても、本来心療内科が対応すべき身体疾患（ぜんそくや円形脱毛症、十二指腸潰瘍など）の診療ができないところもあるので、注意が必要です。

また神経内科の標榜をしていても、実際には精神疾患の患者さんを診療している医療機関も多くあります。これも「内科、神経内科」とあれば、本来の神経疾患の診療を専門とし、「精神科、神経内科」とあれば、精神疾患を専門とする医療機関である可能性が高いと思います。

脳を診るのか、こころを診るのか

精神科医療については、科学的、論理的な視点と、社会的、心理学的な視点とを併せ持つことが必要です。これは診断に関しても、治療に関してもいえることです。たとえば、「憂鬱だ」「気分が沈んでいる」「意欲が出ない」と訴える患者さんを、すべてうつ病と診断していいわけではありません。甲状腺機能低下症や脳腫瘍の症状として、抑うつ気分や意欲の低下が現れることがあり、「元気がなく、憂鬱そうにしている」ことが、あるタイプの認知症の初期症状であることもあります。こころが脳の働きによって生じているのは明らかですから、精神科医は脳の働き自体に異常をきたす原因がないのかを確認することが必要ですし、これは心理職（カウンセラー）にはできないことです。

脳や身体についての検査が必要なのか否か、必要であればどのような検査をすればよいのか、それを判断するのが医師の務めです。もちろん、憂鬱を訴えるすべての患者さんに対して、そのような検査をする必要はありません。

精神科医が診断を決定していく方法としては、現在の精神医学では患者さんからの聴き取りが中心になります。さらに、家族や学校、職場など本人が関わる場所での情報、患者さんの話し方や身振り、行動などの観察も重要です。

精神科医は、精神を脳の科学としてとらえようとする部分と、それをこころや社会的な存在としてとらえようとする面の両方を持っていなければなりません。実際、脳の科学を重んじる精神科医では、診断に検査を導入しますし、治療には薬物など何らかの〝もの〟や技法でもって対応しようとします。一方、〝こころ〟を重視すると、むしろ心理学的な観点から精神をとらえようとし、社会的な存在として人間を観ていこうとします。したがって、患者さんの生育歴や生活環境、性格やものの考え方・とらえ方の特徴について、詳しく分析していこうとしますし、治療にも精神（心理）療法や環境調整を中心に組み立てていこうと考えます。

私は精神科医には、脳科学と心理学が程よくブレンドされた素養が必要だと思うのです。つまり、脳という人間の最も複雑な臓器を、科学性と心理学性という両面から理解し、その診断や治療を進めていくということです。

精神科医に必要な資格

前述のように、医師であれば誰でも精神科医を名乗ることができ、標榜することができます。ですから、実際に眼科と精神科（あるいは心療内科）、皮膚科や美容外科と精神科（あるいは心療内科）を標榜しているクリニックも存在します。また産婦人科医や外科医が転科して精神科医になり、精神科病院等で働くこともないわけではありません。

ただし、精神科医療に関わるなかで必要な資格があります。それは（精神保健）指定医という厚生労働大臣が指定する国家資格で、「精神保健及び精神障害者福祉に関する法律」（精神保健福祉法）により、その資格内容が規定されています。

精神科を受診する患者さんのなかには、いわゆる病識（自分の症状や状況が病的なものであり、治療を要する状態であるとの認識）を持たない患者さんがいます。精神保健福祉法では、精神疾患に罹っているのに病識がない患者さんに対して、必要な医療や保護を適正に行っていけるよう定めており、精神保健指定医は患者さんに対して、（人権に配慮しながら）強制的な治療をも行える資格なのです。この資格を取得するためには、経験した八症例のレポートを厚生労働省に提出しその審査に合格し、所定の三日間の研修を受けなければなりません。また、その取得条件は医師として五年以上、このうちに精神科医として三年以上の経験実績を必要とします。最近、某医大の精神科で資格取得に不正があるとメディア報道されたのはこの資格についてです。

また、日本精神神経学会の専門医という資格があり、これは内科学会、糖尿病学会、神経学会、皮膚科学会などさまざまな学会が認定する資格に類した学会の認定資格です。多くの精神科医は精神保健指定医と日本精神神経学会専門医資格を持っていますが、特に閉鎖病棟を有する精神科病院に勤務するには、精神保健指定医の資格が欠かせません。[藤本]

●臨床心理士とは何か

臨床心理士になるには

臨床心理士は、文部科学省が認可した日本臨床心理士資格認定協会が認定する心理専門職になります。ただし国家資格ではありません。一九八八年に第一号の臨床心理士が誕生し、二〇一五年四月現在の有資格者は二万九六九〇人になっています。心理職の資格のなかで一番多くの資格保持者を持ち、またスクールカウンセラーになるにはこの資格が必要とされる場合が多いです。

臨床心理士資格試験を受験するためには、日本臨床心理士資格認定協会の指定を受けた大学院修士課程の修了を基本モデルとする受験資格の取得が必要となっています。指定大学院には第一種と第二種があり、ほかに専門職大学院で学ぶ選択もあります。さらに何年かの臨床経験が条件となる場合もありますし、諸外国で所定の教育を経た者も受験資格保持者となります。医師の場合は二年間の心理臨床経験があれば、受験資格保持者となります。臨床心理士になるためには、まず「受験資格保持者」にならなくてはなりません。

したがって通常の道のりとしては、大学の心理学部に進学して基礎心理学や応用心理学の理論、研究手法、精神医学や精神保健学などを学んだうえで、指定大学院を目指すという進路が一般的です。近年、社会人経験を経てから臨床心理士を志す人が増えていますが、四年制大学を卒業している人の場合は指定大学院（現在のところ、第一種、第二種、専門職を合わせて全国に約一七〇校）を受験することになります。

指定大学院での学習は、講義形式以外に演習や実習も多く含まれています。私が卒業した大学院では、理論や知識を学ぶだけでなく、心理検査についての実践的な演習や、附属カウンセリングルームに来訪したクライエントに対してのカウンセリング研修もありました。また、学校や精神科病院、乳幼児保健センターなど、心理職が働く現場で何週間も実習をするという学習機会もありました。それらの経験は、現在の仕事にも活かされていると感じています。

指定大学院卒業後、臨床心理士資格審査試験を受験することが必要です。毎年一〇月から一二月にかけて東京で実施され、一次試験は筆記（多肢選択方式試験一〇〇問及び論文記述試験の二種類）で、一次試験通過者は二次試験である口述面接試験を受けます。

一次試験は東京ビッグサイトという大きな会場で開催され、全国から約三〇〇〇人の受験生が集結します。余談ですが、私が受験した二〇一三年度の資格審査試験では、隣の会場でAKB48の握手会が催されており、ぐったりした臨床心理士試験の受験生と、長い行列で待ち疲れつつもウキウキした感じが伝わってくるファンが通路で混じり合うという混沌とした雰囲気が、とても印象に残っています。

二次試験は会場が変わり、一次試験通過者に対して二人の面接官による口述面接試験が課されます。専門的な知識や技能習得を問うだけでなく、なぜ臨床心理士を目指すのか、どんな臨床心理士になりたいのかという志望動機を問いながら、人間性やカウンセラーとしての資質を見られているような感じがしました。

臨床心理士の資格取得はゴールではありません。なぜなら五年ごとに資格更新をしなくてはならないので、研修会や学会などで常に学び続けていくことが必要だからです。また、スーパーバイザーと呼ばれる指導者に面接形式の指導（スーパービジョン）を定期的に受けることは、心理臨床家としての自分自身のケースを見直し、技能を向上させる機会となります。イメージとしては、落語家の方が師匠に稽古をつけてもらうのと似ているかもしれません。常に自分に厳しい姿勢で臨み、知識をブラッシュアップし、カウンセリング技術を磨いていくことが求められます。

臨床心理士の役割

心理臨床とは、臨床心理学の知識や技術に基づいた実践のことを指します。心理学という学問領域のなかには、観察や実験、調査などの方法によって科学的立場から一般普遍性の高い法則を導きだそうと研究を推し進める基礎心理学と、基礎心理学の知見を活かして現実生活における問題の解決や改善に貢献することを目指す応用心理学という二つの大枠があります。臨床心理学は応用心理学のなかの学問の一つになります。アメリカではカウンセリング心理学と臨床心理学は分かれていて、臨床心理学とは病理が重い状態を取り扱う分野を指しますが、日本では医療に関することは主に精神医学の分野になるという違いがあります。

日本臨床心理士資格認定協会のホームページ「臨床心理士とは」の項目に、臨床心理職に求められる役割の本質が記されています。

「お医者さんの場合、人（医師）は人（患者）にかかわり、病んだ状況をもとの元気な姿に戻すことによって、その専門性を人（患者）にもたらす、病気を治す専門家です。学校の先生は、人（教師）が人（児童生徒）にかかわり、教育目標である読み書き算数や、人間のあるべき姿（正直で、誠実で、優しく、勇気と正義を尊ぶなど）を、こどもの学ぶ権利として教える義務があります。臨床心理士は、人（クライエント）にかかわり、人（クライエント）に影響を与える専門家です。しかし、医師や教師と異なることは、あくまでもクライエント自身の固有な、いわばクライエントの数だけある、多種多様な価値観を尊重しつつ、その人の自己実現をお手伝いしようとする専門家なのです」。（改行は省略）

医師と異なるのは、医師が患者さんの病的な部分を投薬や指導を含めたさまざまな手段で治療を目指していく〝治療モデル〟であることに対して、臨床心理士はクライエント本人の自己決定や本人の自己実現の方向性を尊重し、そのお手伝いをするために専門的な知識や技法を用いて関わっていくという〝自己実現モデル〟であるというところにあるでしょう。

臨床心理士には四つの大きな役割が求められています。

(1) 臨床心理査定（アセスメント）

各種の心理検査や面接を通して、クライエントがどのような状態にあるのかを判断し、どのような援助がより適切であるかを検討します。

(2) カウンセリングの実施

心理査定の結果に応じて、どのような心理療法を採用するかを決めます。クライエントの抱えている問題はそれぞれに異なっていますし、心理療法には数多くの理論的立場や技法がありますので、クライエントに合わせたオーダーメイドな心理療法が行われます。

(3) 地域援助やコンサルテーション

クライエントの心理的な問題を解決するために、地域や周辺の集団（家族、仲間、職場、学校など）に働きかけることが必要な場合、これに介入します。クライエントの生活環境を周囲の人たちが変えていくための援助を行います。

(4) 調査研究活動

心理的援助の質を高めていくために、実践で得られた知見を調査研究し、他の臨床家や専門家と研究成果を共有します。具体的には、調査や実験を行い、臨床活動を通して得られた体験的事実や理論に基づいた検証結果を学会や研究会で発表したり、論文を作成したりします。調査研究活動をすることは、臨床心理士がどのような活動をしているのかを社会に認知してもらうためにも大切なことです。心理学は完全に科学的であることは難しい分野だとは思いますが、科学的実証性を求め続けていく姿勢は研究者としても臨床家としても価値ある道であり、実践と研究は心理臨床の両輪であるといえるでしょう。

また、臨床心理士は職能団体である一般社団法人日本臨床心理士会が策定した倫理綱領を遵守する責任を負っています。クライエントの基本的人権を守ることや自己決定権を尊重すること、守秘義務を守ること、クライエントと専門家という関係性を踏み越えないこと、インフォームド・コンセントの重要性など、専門家として守るべき社会的・道義的責任が明示されています。

臨床心理士が働く場所

臨床心理士の就職先、勤務先は多岐にわたります。カウンセリングルームなどの形で個人で営業していることもありますが、多くは雇用されていて、常勤の場合もあれば、非常勤でいくつもの職場をかけもちするケースもあります。ただし、常勤採用のケースは必ずしも多くはありません。その仕事は、医療・保健、福祉、教育、司法、産業、研究・育成などに大別されます。

医療・保健領域では、精神科病院や総合病院のなかの精神科や心療内科、地域の精神科・心療内科クリニックや、小児科などで働く人が多いです。精神保健福祉相談員という肩書で公務員として保健所に勤めている人もいますし、精神保健福祉センターで相談業務に携わる人もいます。

福祉領域では、児童相談所や女性センター、療育施設、高齢者や障害者の福祉施設で働く人も多いです。「心理判定員」「指導員」として公務員の立場で働く人もいれば、業務を外部委託されたNPO法人などで職員として働く人もいます。具体的には、乳幼児や母親への心理援助、発達支援、虐待防止活動、知的障害者、高齢者などさまざまな人を対象とした支援活動に携わっています。また、犯罪や災害により心身ともに大きな外傷を負った被害者の精神面のケアに関わることも増えています。

教育領域は、学校にスクールカウンセラーが配置されるなど、臨床心理士の活躍の場として認知度の高い領域です。不登校やいじめ、発達面や学習面のしんどさなど、心理的援助を必要とするさまざまな問題に対して、児童生徒との個人的な関わりだけでなく、教師や養護教諭との連携やコンサルテーション、保護者への援助、心理教育や啓発など、心理専門職としての立場で業務を担っています。さらに、大学の多くが学生相談室を持ち、臨床心理士が心理面で不安を抱えた学生たちの相談に応じています。

司法領域では、家庭裁判所や少年鑑別所、少年院や刑務所、保護観察所、警察などで、臨床心理士の資格を持った心理職が臨床心理の知識と技術を活かして職務に当たっています。公務員として採用されているケースがほとんどです。

産業領域では、従業員を対象に企業内でカウンセリングを行います。臨床心理士が常駐しているケースはあまり多くはなく、非常勤で企業内カウンセリングを担当したり、外部専門機関として医療現場で働く臨床心理士が関わることが多いです。公共職業安定所や外部EAP（従業員支援プログラム）機関に所属して、労働者の相談を受ける臨床心理士もいます。

このほか、大学で臨床心理学に関する研究を続けながら、博士課程に進み、さらに講師や教授職に就き、後進の臨床心理士を育てる立場になっていく人もいます。そういう道を進んでいく人の多くは、同時並行で臨床実践も行っています。［関根］

●公認心理師とは何か

公認心理師法案の成立

最近、心理職にとっては非常に大きな動きがありました。それは、二〇一五年九月九日に参議院本会議で、超党派の議員立法での「公認心理師法案」が全会一致で可決・成立し、心理職についての初めての国家資格が誕生したことです。心理職として現場で働いている人たちからは、同法がこれからどのように施行され、どのような形で認定され、現場での働き方がどのように変わるのか、そして臨床心理士をはじめとした現在の心理士の資格はどうなるのかなど、関心と期待と不安が寄せられています。また、現在、大学院に通うなど心理士の養成課程にある人たちにとっても、いつから新しいカリキュラムが導入されるのか、これからの資格認定の道のりと試験はどうなるのかなど、先行きの見えないことが多々あります。この章では、二〇一五年一二月末現在でわかっていることを記します。

医師や看護師、精神保健福祉士など、医療現場で働く医療従事者の多くは国家資格を持つ専門職ですが、前述のように、臨床心理士は国家資格ではありません。臨床心理士は文部科学省が認可した日本臨床心理士資格認定協会が認定する心理専門職で、ほかにも産業カウンセラーや認定心理士、健康心理士など、公的機関や学会が認定するものだけでも二〇以上もの資格がありますが、いずれも国家資格ではありません。

そもそも国家資格とは、法律に基づいて、知識や技術が一定以上の水準に達していることを国によって認定される資格のことを指します。一定の水準を保つために取得には厳しいハードルが課せられる一方で、取得すれば職業的な地位を保証され、社会的な信用度も高くなります。法律に基づいて資格は規定されますので、違反した場合の罰則も厳しくなり、違反者には民事処分、刑事処分、行政処分が科されます。援助を受ける側に立ってみれば、より信頼のおける資格を持った人から心理面の援助を受けたいと思うのは当然でしょう。

医療現場では、法律で規定されている国の認定資格ではないことから、医療の収益の基礎となる診療報酬のなかで臨床心理士及び臨床心理技術者は評価されにくいままとなっていました。また司法・矯正領域の職務は、司法や行政に関する法律によって規定されているので、心理専門職の法的な位置づけではありませんでした。心理的支援を必要とする人たちのために設けられた支援法や保護法の下、公費負担制度の枠組みのなかで、柔軟に機動的にかつ信頼性を担保しながら心理職が役割を果たすには、困難な状況にありました。

こうした状況から、心理職の国家資格化の動きは四半世紀以上にも及び続いていました。事実、一九八八年に文部省（当時）認可の日本臨床心理士資格認定協会が認定する臨床心理士第一号が誕生した後、ほどなく厚生行政サイドから内閣立法を目指して臨床心理技術者の資格制度の検討が開始されましたが、臨床心理士の国家資格化を主張する側と医療心理師の国家資格創設を主張する側の合意が成立せず、法案提出に至りませんでした。その後、一つの法案に臨床心理士及び医療心理師の二つの資格を並べるという折衷案が作られましたが、これも実現できませんでした。

近年、関係団体が大同団結して一資格での推進に努力すべきという認識が共有され、二〇一四年の通常国会に「公認心理師法案」が提出されて、二〇一五年九月の成立に至りました。これに伴い、二年から三年後には心理職初の国家資格・公認心理師第一号が誕生します。

同法の主な内容

法律の目的は、「公認心理師の資格を定めて、その業務の適正を図り、もって国民の心の健康の保持増進に寄与する」（第一条）ことです。業務の幅は広く「保健医療、福祉、教育その他の分野において、心理学に関する専門的知識及び技術をもって」（第二条）、心理状態の観察や結果の分析、心理相談や心理的援助、関係者へのコンサルテーション、心理教育や啓発などの業務に当たることと定められています。公認心理師法案は、医療領域で働くことができる心理職の国家資格として医療関連法規との整合性を持たせつつ、教育領域やその他の諸領域で働く心理職がこれまでと変わらず発展的に業務ができるように慎重に配慮された文言となっています。

そして、「公認心理師試験に合格した者は、公認心理師となる資格を有する」（第四条）、「公認心理師でない者は、公認心理師という名称を使用してはならない」、「公認心理師でない者は、その名称中に心理師という文字を用いてはならない」（ともに第四十四条）と定めています。つまり、試験による資格認定と名称の独占が謳われているのです。

また法案の本文には盛り込まれませんでしたが、「公認心理師法案に対する附帯決議」として参議院文教科学委員会で決議された文書には、「臨床心理士を始めとする既存の心理専門職及びそれらの資格の関係者がこれまで培ってきた社会的な信用と実績を尊重」するようにという記載があります（附帯決議・二）。これは、既存の心理専門職がこれまで培ってきた実績や専門性は今後も活用されると認めたうえで、汎用性、公共性の高いベーシックな資格として公認心理師が位置づけられていることを示しているといえます。臨床心理士をはじめとする民間資格は残り、新たに公認心理師になるために必要な教育課程を修めて国家試験に合格すると、「公認心理師」の資格が認定されます。二〇一五年九月一六日に公認心理師法が公布され、その日から二年以内（二〇一七年九月一六日まで）に施行されることが定められています。

同法への臨床心理士からの反応と今後の動向

臨床心理士の資格保持者のなかには、今回の公認心理師法案に批判的な動きもありました。問題となった個所は、「公認心理師は、その業務を行うに当たって心理に関する支援を要する者に当該支援に係る主治の医師があるときは、その指示を受けなければならない」（第四十二条2）という条文（いわゆる「医師の指示条項」）をめぐっての懸念でした。病院や診療所などで医師を司令塔とした診療としての心理的支援を行う場合には、医師の指示に従うという点に関しては問題なく受け入れられるのですが、教育や福祉などその他多くの現場において、心理職はその現場の要請に適した業務に従事しています。心理職の所属機関の方針と、主治医の指示の間に矛盾や葛藤が生じる可能性も否めませんし、独立した専門職である心理職の活動を制限することになってしまい、ひいてはクライエントが最適な心理援助を受ける障壁とならないかという疑念です。

この点は、前出の附帯決議・五に「公認心理師が業務を行うに当たり、心理に関する支援を要する者に主治医がある場合に、その指示を受ける義務を規定する本法第四十二条第二項の運用については、公認心理師の専門性や自立性を損なうことのないよう省令等を定めることにより運用基準を明らかにし、公認心理師の業務が円滑に行われるよう配慮すること」とあります。当該クライエントの利益に反してまで主治医の指示に従うという意味ではなく、クライエントが通院している場合には医療機関との情報交換など、連携への促進としてクライエントのためになされると考えるべきなのでしょう。

もう一つの懸念は、受験資格の問題です。臨床心理士は基本的に心理系の大学院卒業が要件となっていますが、公認心理師の場合には「学校教育法に基づく大学において心理学その他の公認心理師となるために必要な科目として文部科学省令・厚生労働省令で定めるものを修めて卒業した者（中略）であって、文部科学省令・厚生労働省令で定める施設において文部科学省令・厚生労働省令で定める期間以上（中略）業務に従事したもの」（第七条2）と定められています。したがって、事実上四年制大学で公認心理師になるための専門的なカリキュラムを学んだあと、定められた施設で定められた期間実習をすれば、受験資格が認められることになります。この点について、附帯決議・四では、「受験資格については、本法第七条第一号の大学卒業及び大学院課程修了者を基本とし、同条第二号及び第三号の受験資格は、第一号の者と同等以上の知識・経験を有する者に与えることとなるよう、第二号の省令の制定や第三号の認定を適切に行うこと」としています。附帯決議ですので法的拘束力はありませんが、公認心理師の質的な問題を懸念した関係者らの尽力によって附帯されたものとして、今後の指針となると思われます。

重要な問題は、どのような養成課程を経て受験資格を得て国家資格を取得すれば、国民のニーズに応えられるような高度な専門技能を持つ心理職足り得るのかということです。臨床心理士の資格認定の課程においては、長い時間をかけてさまざまな試行錯誤を繰り返してより高い専門職教育を追求してきた歴史があります。公認心理師法案の成立を受けて、これから急ピッチでカリキュラム委員が選定され、カリキュラムや講習会、国家試験の内容が議論されることでしょう。臨床心理士はもちろん、幅広く数々の心理職や他職種の英知が結集されたものとなることを期待します。［関根］

3 精神科医、臨床心理士の協同とは
——おおさかメンタルヘルスケア研究所附属クリニックでの実践

●精神科診療のなかでの協同
患者さんにとって有益な精神科医療のために

精神科診療を行うクリニック（診療所）は、一般に通院での外来診療を主にしています。クリニックによって、看護師や臨床心理士（CP）、精神保健福祉士（PSW）などのコメディカルスタッフを有しているところと、医師と受付スタッフがいるだけで、こぢんまりとした診療を行っているところがあります。臨床心理士や精神保健福祉士とのカウンセリングや相談を含めた治療を希望する場合には、それに対応できるクリニックを探す必要がありますが、おおさかメンタルヘルスケア研究所附属クリニック（OMCIクリニック）では、そのようなスタッフを揃えています。

精神科診療に関しては、精神科医が中心になって医療を行っていきます。精神科医は診断のために問診を行い、必要な検査をオーダーします。精神疾患の症状を示していても、身体疾患によりそのような症状が現れていることもあるため、血液検査や脳波あるいはCTスキャンやMRI等の画像検査が必要なことがあります。前述したように抑うつ症状が甲状腺機能障害や脳腫瘍によるものであれば、治療法が異なるので、他の科や別の病院を紹介しなければなりません。

また精神疾患については、身体疾患よりも時間を使った詳細な面接が必要になります。抑うつ症状があるとすれば、その症状はどの程度のものか、うつ病に現れる他の症状は認められないのか、いつ頃からどのような経緯で始まり、増悪していったのか、家族は誰がいて、良好な関係を保てているのか、学校や職場でのストレスはどうかなど、さまざまな項目について聴き取り、患者さんの状況についての理解を進めていくようにしなければなりません。その過程で心理検査を使うこともあります。心理検査は、専門教育を受け熟練した臨床心理士が行うとより効果的で、患者さんの病気を精神科医が理解するのに大きな助けになります。

そして、これらの資料をまとめて精神疾患の診断へと進めていくことになります。精神医学の診断はほとんどが客観的なデータをもって診断できるものではありません。そして、最近の診断は、症状をまとめた症候群としてある病名を当てはめる形での診断になっています。診断によって、大まかな治療指針を立てていくことはできますが、診断結果として同じ病名がついたとしても、その現れ方には個人差があり、個人に即した理解と治療が求められます。

精神科医はその診断名と患者さんの特徴を把握しながら、治療について検討していきます。どのような薬物療法がいいのか、精神療法（心理療法）をどのようにしていけばいいのか、家族や職場に理解してもらうにはどのような指導をすればよいのか、あるいはどのような調整をすればよいのかについてのプログラムを、頭のなかに立てていきます。そのプログラムの立案や実行には、臨床心理士や精神保健福祉士の協力が必要です。

薬剤の処方は医師にしかできませんが、精神療法や患者の環境調整についての指導は、他の職種でもできますし、むしろそれぞれの専門職と連携しながら、医師がリーダーシップをとって精神科医療を進めていくことが必要だと私は思っています。

ＯＭＣＩクリニックでのチーム連携

それでは、ＯＭＣＩクリニックでの精神科（心療内科）診療の流れについて、簡単に説明します。当クリニックには、常勤と非常勤を合わせ、精神科医三人、臨床心理士四人、精神保健福祉士二人、看護師二人、受付及び事務スタッフ四人が働いています。診療は予約制で、初診の場合には臨床心理士か精神保健福祉士がインテーク（受理面接。医学では予診といいます）を行います。これは患者さんから主訴（主とする症状）と大まかな現病歴を聴き、家族関係、生育歴、生活環境等について聴取します。

それを終えた後、精神科医による診察が始まります。より詳細な聴き取り（付き添い者からの聴取も含め）とともに、それらの情報をもとにして、疑われる疾患や状態を想定し、その想定の決定に必要な検査をオーダーします。当クリニックでは、その患者さんの病状や病態を理解するために、しばしば臨床心理士に心理検査の実施を依頼します。その心理検査で得られた所見は、臨床心理士から患者さんに丁寧に口頭でフィードバックされるとともに、精神科医には書面での報告がなされます。

精神科医は初診後も受診する患者さんに対して、適切な治療を続けなければなりません。それは薬物療法、広義の精神療法（心理教育や療養指導、専門的な心理療法）、環境調整や社会資源の利用についての指導などであり、それらを総合的に行います。

精神療法では、臨床心理士の関わりが有効な事例が多くあります。また、患者さんの回復のためにどのような施設や社会資源を利用すればいいのかといった相談に応じるのが精神保健福祉士の役割です。ＯＭＣＩクリニックでは、精神科医がコーディネート役となり、臨床心理士や精神保健福祉士、看護師など専門職の知識や経験を患者さんに役立てることができるように、精神科治療の組み立てを行っています。［藤本］

●臨床心理士にとっての協同

カウンセラーから見たOMCIクリニック

一口に医療現場といっても、カウンセラーが働く条件や求められる役割はその状況によって異なります。OMCIクリニックは、臨床心理士の専門性を積極的かつ柔軟に活かしてもらえる現場であると感じています。精神科医をはじめ、看護師や精神保健福祉士など、他の専門職の人たちがカウンセラーの役割を理解し、尊重してくれていることが大きいと思います。受付事務スタッフも含めて、一人の患者さんに多くの専門職が関わる現場ですので、他職種との連携や協同は不可欠です。

まず、精神科医とカウンセラーの信頼関係や疎通性は、患者さんに提供する医療の質に直結します。ですから、気がかりな点を尋ねたり、わからないところを質問したり、カウンセラーの側から積極的に精神科医に発信します。診断と薬物療法は医師の専門領域ですが、患者さんの状態を知る大事な手掛かりになりますので、なぜこの診断になったのか、なぜこの薬を処方したのか、薬が変わったのはなぜか、休職中の患者さんにどのような治療計画を立て、復職過程はどうなっていく予定かなど、医師の隙間時間に質問しています。精神科医も、心理検査のさらに詳しい解釈やカウンセリングの経過について心理士に尋ねることがあります。「心理検査の結果を見て、患者さんにとってカウンセリングや集団心理療法が有益かどうか」という、カウンセラーとしての見立てを尋ねられることもあります。カウンセリングで基盤となるのはカウンセラーとクライエント（患者さん）との信頼関係ですが、精神科医と臨床心理士の間でも同じことがいえると思います。

医師やカウンセラーは診察室や心理室で、マンツーマンで患者さんに会うことが基本ですが、受付事務スタッフは待合室という社会的な場面で、患者さんのありように触れています。それゆえ、心理室のなかだけでは知りえない貴重な患者さんの情報を、受付事務スタッフから教わることがあります。また医療補助職として患者さんと関わっている看護師の心身両面に及ぶ観察眼が役に立つこともしばしばありますし、精神保健福祉士による社会福祉的な観点からの患者さんに対する援助も、カウンセラーとして見逃してはならない視点です。

同クリニックでの臨床心理士の仕事

初回診察の前に予診（インテーク）を取りますが、当クリニックでは臨床心理士および精神保健福祉士などの専門職がそれを行います。来院した経緯や症状、主訴、考えられるストレス要因、本人を取り巻く環境、生育歴などを聴取していきます。その後に医師による診察が行われます。さらに医師より、必要と思われる患者さんに対して心理検査のオーダーがあります。

患者さんに対して行われる心理検査は、知能検査、発達検査、性格検査など、いくつかの種類があります。質問紙に記入していく形式のものもあれば、作業をしてもらったり、課題に取り組んでもらったりすることで患者さんの状態や特徴を把握していく検査もあります。一般にはいくつかの検査が組み合わされて（テストバッテリーといいます）精神科医からオーダーされますが、それは多方面から患者さんを把握していこうとする意図があるからです。

「ジョハリの窓」という言葉をご存知でしょうか。アメリカの心理学者ジョセフ・ルフトとハリー・インガムの立てた概念で、自己には「他者にも自分にもわかっている自己」「他者には隠しているが自分にはわかっている自己」「自分にも他者にもわかっていない自己」「自分にはわかっていないが他者にはわかっている自己」の四種類があるというモデルです。心理検査でいえば、「自分でわかっている部分が現れ出る心理検査」もあれば、まさに「自分にも他者にもわかっていなかった自己が現れ出る検査」もあります。

検査の結果だけではなく、検査場面で患者さんがどのような表情をしていたかとか、言葉づかいや振る舞い、仕草、服装、カウンセラーとの関係性の構築の様子など、観察して得られる情報も非常に有用です。心理検査から得られた知見は、これからの治療やカウンセリングに活かすために、患者さんと精神科医に、それぞれフィードバックされます。

当クリニックでは必要とされる患者さんに対して、臨床心理士による個人面接や集団療法を精神科診療と並行して行っています。来院動機として、「カウンセリングを受けたい」、「認知行動療法を受けたい」という患者さんもいますが、精神科医の診察をした結果、心理療法が必要と判断された患者さんのみにそれらの手法を導入するようにしています。個人面接は予約制で、定期的に三〇分間のカウンセリング枠を固定して面接していく形式になります。たとえば、週一回のペースで水曜日の午前一〇時から一〇時半まで面接する場合もあれば、隔週や月一度のペースで三〇分間の面接を進めるケースもあります。どの場合にも、必ず面接の前か後の一方に精神科医による診察があります。

集団心理療法として、ＳＳＴ（ソーシャル・スキル・トレーニング）や集団認知行動療法のプログラムがあります。集団認知行動療法では、コーディネーターとして臨床心理士及び精神保健福祉士が加わり、複数の患者さんが参加して行われます。同じ境遇で頑張っている仲間に出会うことは患者さんにとってよい刺激となることが多く、他者の考えや体験を聞くことで客観的な視点を得られ自己理解が進む場合もあります。ただし、時間の制約などで、個人の特定の問題に焦点化することが難しい場合があったり、大勢の前で自分の問題を話すのに抵抗がある人もいます。そのため、集団心理療法と並行して個人カウンセリングを実施しています。【関根】

●精神科医とカウンセラーの連携

精神科診療のなかでの両者の関係

精神科診療の現場で、心理査定（心理検査や心理面接を用いた見立て）や心理療法（精神療法あるいは精神科カウンセリングともいいます）に心理士（主として臨床心理士）が積極的に関わっていくことは重要なことです。しかし、大学病院や大規模の精神科病院を除き、精神科医療現場での心理職の役割や地位は定まっていないというのが現状です。そのことは、二〇一五年に公認心理師法が成立するまで心理職が国家資格化されず、診療のなかで位置づけられていなかったという事実でも示されています。それでは、なぜ心理職は精神科医療のなかで、活躍する場が少ないのでしょうか。

一つの理由は、前述したような医療機関にとっての経済的な問題です。心理職を雇用しても心理検査の費用は保険点数として認められているものの、心理療法については保険の診療報酬として認められていませんし、混合診療（定められた項目以外の保険診療と自費診療の併用）の禁止という法的縛りがあるため、自費での請求もできないのです。したがって、精神科診療のなかで心理職の行う心理療法の対価がまったく得られないわけです。そのような制度では、心理職を雇用することにより、人件費面での負担が医療機関に増えるのは明白です。そのため、クリニックや病院とは別に心理療法センターを設立し、そこで臨床心理士によるカウンセリングを行い、医療とは分けて自費でカウンセリング料金を設定している医療機関もあります。

もう一つの理由は、精神科医と心理士が、これまでに良好な関係を築いた経験が少なく、お互いに不満を感じていることが多いと思われる点です。

カウンセリングを続けていた患者さんの病状が悪化し、心理士での対応が困難になってから精神科医に紹介されるという話を、時に耳にします。たとえば、うつ病の患者さんに心理士のカウンセリングのみで対応し、かなり病状の進んだ段階で医師に紹介される場合がありますが、早めに薬物療法を含めた必要な治療を行えば、患者さんの病状も早く軽減したことと思います。総合病院の精神科に勤務していたときには、摂食障害の患者さんで、生命的危機のある段階までカウンセリングを続け、そこで紹介されたということもありました。また、医師が治療のために患者さんについての必要な情報を求めた際、頑《かたく》なに情報を開示しないような心理士に出会ったこともあります。

一方、心理士の人は、治療の全体に関わることができず、精神科医の下請けのような形で、カウンセリングや心理療法を行っているという不満があると推測されます。精神科クリニックに勤めているある臨床心理士は、訴えの多い、診療に時間や手間を要する患者さんの面接（カウンセリング）のみ、精神科医から押し付けられるとこぼしていました。心理士としては、できるだけ心理療法を行うことで改善が認められる事例に関わりたいのに、患者さんの愚痴や苦情の聞き役に終始するばかりで、専門職としてのやりがいを医療現場では感じられないというわけです。

よりよい連携が進むために

このような状況のなかで、前述したように二〇一五年九月、公認心理師法が制定され、心理士の国家資格化が実現しました。そのなかで、主治医がいる場合には医師の指示の下に、心理業務を行うという条文があります。指示という文言の良し悪しは別にして、私としては、精神科医との協力のなかで、専門職としての行為ができるような体制が整ったものと思います。

心理士の国家資格化に伴い、精神科を含む医療現場で心理士の専門性を発揮できる場が広がり、また精神科医療現場でも、国家資格化に伴って心理療法の診療報酬化ができれば、心理士のニーズはより高まり、精神科医療もよりよい方向に進んでいくものと感じています。また精神科医療に関わりたいと思う心理士も増えることになるでしょう。

そのためには、医師は心理士の専門性を認め、患者さんの診断や治療に活かせるような心理検査や心理療法の依頼を心理士にしなければなりません。また、臨床心理学として教育されたことは、実際の精神科診療にそのまま応用するのは難しく、よほどの知識と柔軟性をもっていなければ、精神科医療現場で専門職としての働きができないようにも思います。すなわち、精神科医側には、コメディカルとの協同についてのトレーニングが必要ですし、心理士側においては、精神科臨床についての幅広く柔軟で現実的な知識の習得（教育）が進まなければ、意味のある連携が困難なように思います。私は医学教育を受け、心理学の教員をしていましたが、実際に患者さんの診療、治療を第一に教育する実践的な医学教育と、臨床のみを対象としない心理学部での教育には大きな差を感じました。臨床教育と多職種連携についての研修、これらが進むことにより、適切な精神科診療が進んでいくように、私は思っています。

ＯＭＣＩクリニックの精神科診療では、さまざまな職種の人々が患者さんから話を聴き、それぞれの専門性を活かしたなかで連携し、支援していくことができればと考えています。これらのマンパワーを有し、協同、連携がなされている医療機関が好ましいと思うのですが、そのためには、それぞれの役割に対する尊敬と自負がなければ成立しませんし、特に他の役割を侵食する行為があると、連携は成り立たないことになります。［藤本］

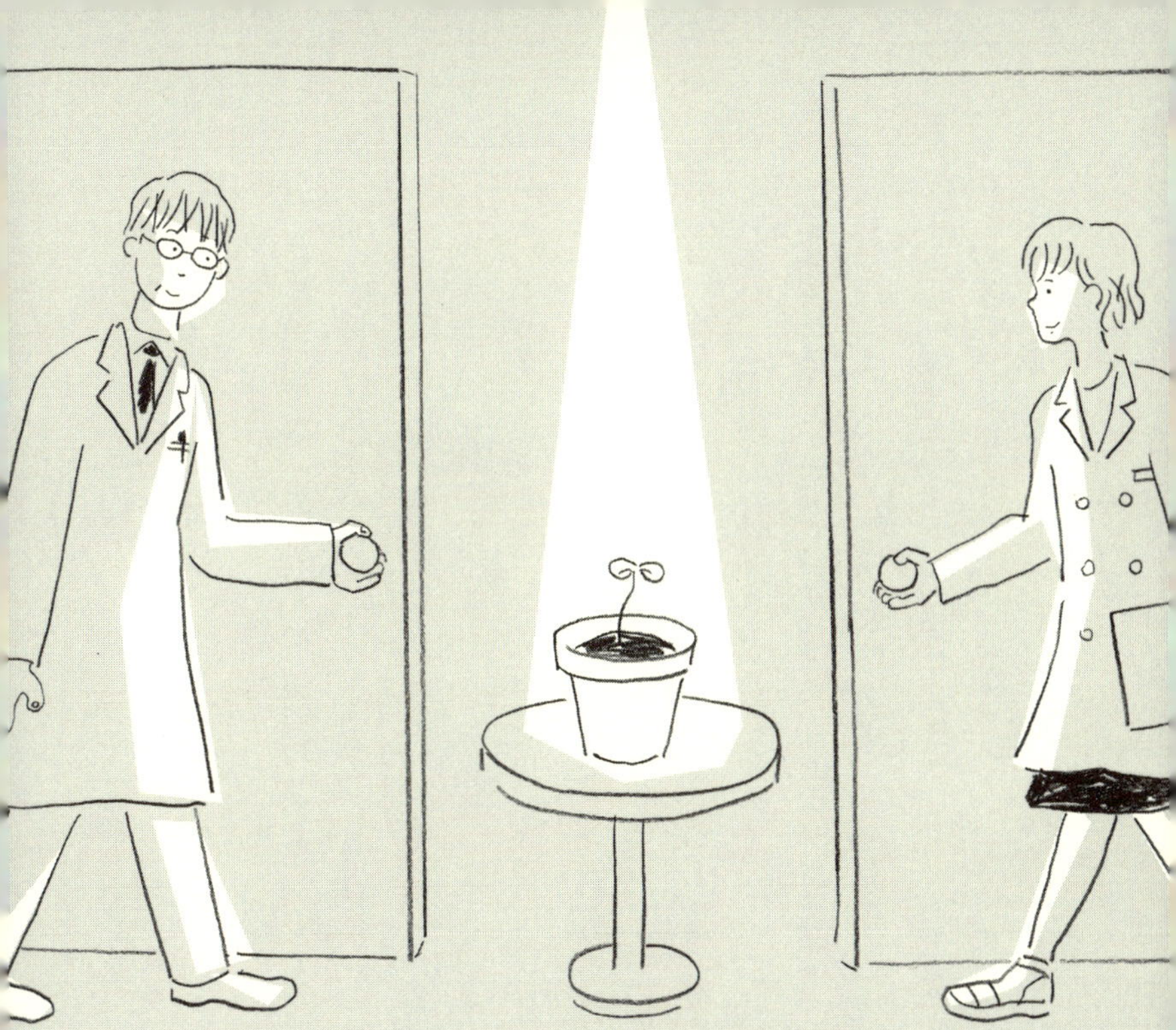

第　二　章

患者さんとどのように出会うのか

―予診と初診―

患者さんが精神科を初めて訪ねると、医師とカウンセラーからさまざまな聴き取りを受けることになります。その目的と意味、聴き方の違いを説明します。

患者さんが受診するということ

医療機関では、患者さんが「病院に来る（受診する）」ということで、診療契約が成立します。医師法に定められているように、患者さんとして医療機関を訪れた人（受診を希望した人）に対して、医師は正当な理由なくこれを拒むことはできません。

患者さんが精神科の受診に至る経過はさまざまです。自らが異変を感じて受診する人がもっとも多いのですが、なかには職場の人や家族に無理やり連れられて受診する患者さんもいます。時には患者さんが受診することを拒み、家族だけが相談に来るケースもありますが、この場合には適正な診断や治療をすることは困難で、一般的なことについて説明したり、家族へアドバイスしたりするくらいしかできません。

また、心療内科や精神科の受診が初めての人もいれば、いくつかの医療機関を訪ねている人もいます。さらに、セカンドオピニオンを求めて受診する患者さんもいますし、以前に治療していったん改善したものの、何ヶ月あるいは何年かを経て、症状が再燃したために受診する患者さんもいます。

受診に至るまでの経過やその選択がどのようなものであれ、医療機関で働く者は、偶然にその患者さんに出会います。患者さんは、まず受付で事務担当者と出会い、予診（インテーク）面接で臨床心理士や精神保健福祉士と出会い、その次に診察室で精神科医と出会うのです。本当に一期一会の出会いであることを、精神科医療に関わるスタッフのすべてが大切にしなければと思います。

精神科医療に関わるスタッフは、「患者さんはこころを病んでいる」という前提で接していかなければなりません。さらに、「誰もがこころを病む可能性がある」ということも忘れてはならないことでしょう。患者さんについて、人間としての尊厳を認めながら、理解を進めていくことが今後の診療にもつながっていきます。そして、患者さんの受診に関する秘密を守る義務（守秘義務）は、医療に関わる者がすべて有していなければなりません。この章では、受診するということの入り口である初診及び初診までの経過について説明します。［藤本］

1 精神科診療の流れとは

OMCIクリニックでの精神科診療の流れ

話を具体的にするために、患者さんがおおさかメンタルヘルスケア研究所附属クリニック（OMCIクリニック）を受診した場合に、どのような流れで診療が進んでいくのかを簡単に説明します（図1）。

まず患者さんがクリニックの門をくぐった際に、最初に出会うのは受付スタッフです。患者さんに対して保険証の提示を求め、簡単な問診票の記載を求めるのが最初のやり取りになると思います。問診票では、どのような症状がいつ頃からあるのか、そのきっかけ、この症状について他の医療機関での診療歴はないのか、ほかに病気はないのか、同居家族は誰なのか等について、簡単に聞く設問になっています。自由記述の欄もあるので、そこに病歴や要望等について記載をすることもできます。

問診票の記載を終えると、臨床心理士や精神保健福祉士などの専門職ができるだけ予診

図1　OMCI クリニックの診療の流れ

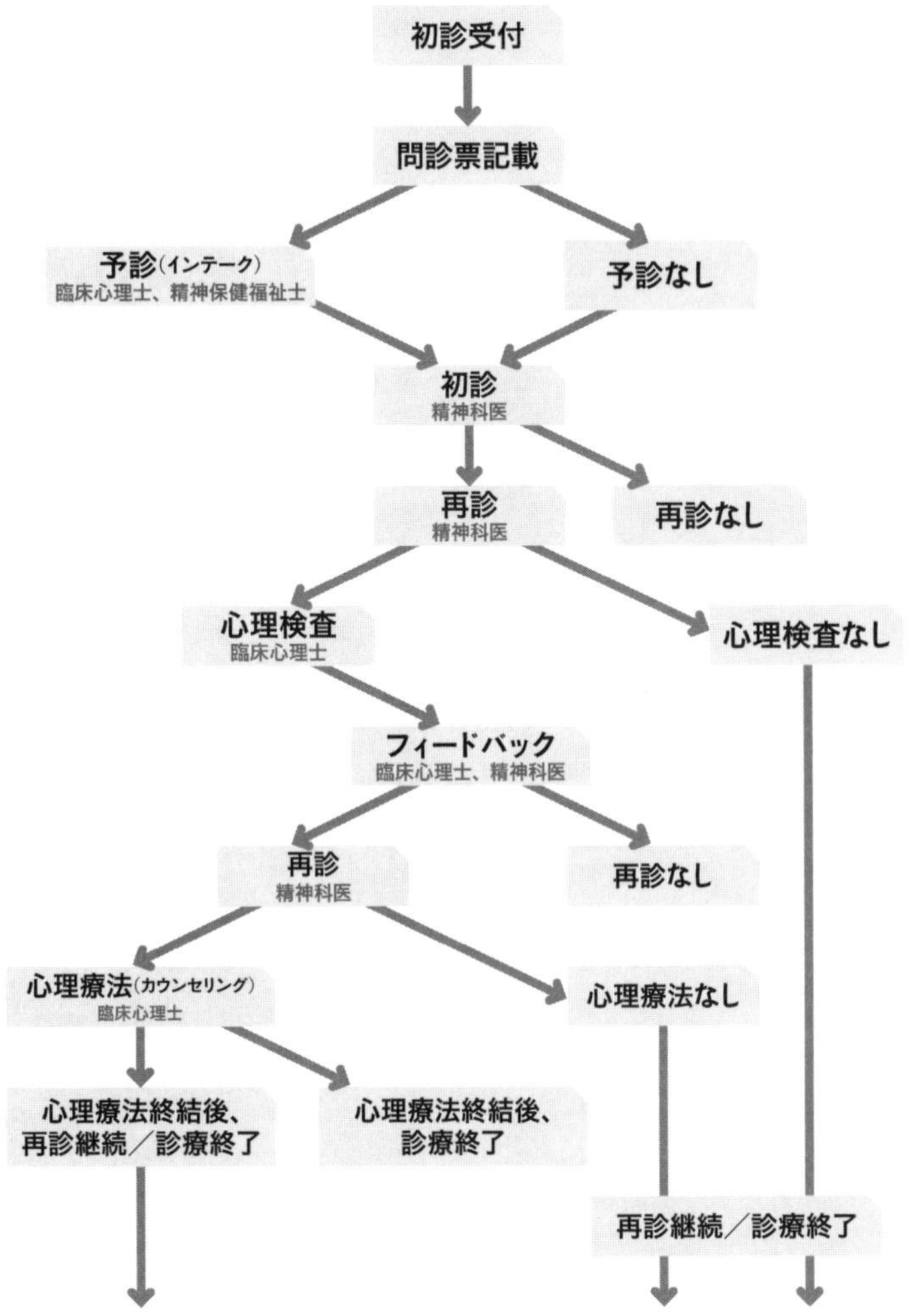

（インテーク）を取るようなシステムにしています。予診とは、受診した患者さんの主訴がどのようなものか、どのような経過で症状が起こったのか、さらに家族構成、仕事、病歴などについて、精神科医の診療の前にあらかじめ聴き取ることです。予診の時間はおおよそ二〇分くらいです。時間の制限もあるため、要点を的確に聴取し、記載することの訓練が必要です。

その後、精神科医が携わる診療（初診）になります。当初の精神科診療では、紹介状（産業医やかかりつけ医が記載したもの）や問診票と予診の結果（フォームに準じて記載した内容）を参考にしながら、聴き取りを進めていきます。症状や状態の把握、生活環境や職場環境の把握、家族関係などについての聴き取りとともに表情や身振り、態度などを観察し、付添者がいる場合はその人からの情報も得ます。初診での所要時間は、通常は三〇分から一時間を要し、時には一時間を超えることもあります。

患者さんによっては初診のみで完結することもあります。悩んでいることが病的なものとは考えられなかったり、初診でのやり取りを通して自分で解決していこうと考えたり、あるいはセカンドオピニオンを求められての受診の場合がそれに該当します。しかしそのようなケースでも、何ヶ月か経った後に再診となることもあります。

ほとんどの場合は初診だけでは完結せず、次回そして次々回へと診療が続くことになります。診断と治療は、初診のときから並行して行うことになります。薬物療法では初回の投与量を抑えて、次回以降に副作用も評価しながら、増量したり、変薬したりしながら調整していきます。また患者さんの状態に合った療養の仕方や病気についての理解など、心理教育、精神療法についても継続していきます。

患者さんによっては、心理検査を行うことがあります（患者さんの症状や状態によって、心理検査を行うかどうかを判断しますが、必要のない場合もあり、行わない患者さんのほうが多いのが実際です）。ＯＭＣＩクリニックでは、精神科医が臨床心理士にその実施を依頼します。初診時にオーダーを出すこともあれば、患者さんの状態が少し落ち着いた頃に出すこともあります。心理検査をオーダーするのは、心理検査所見を通して見えてくる成果に期待するからです。そして、すべての心理検査が終了した後に、臨床心理士が患者さんにその内容をフィードバックするシステムを採用しているのは、当クリニックの大きな特徴だと考えています。心理検査のフィードバックは、精神科医にも書面で提供されます。心理検査結果は臨床心理士のみならず、患者さんや精神科医にも有効に活用されているのです。

患者さんの適応や効果などを考え、心理療法が有効であると精神科医が判断した場合は、臨床心理士による心理療法（カウンセリング）に入っていきます。精神科医の行う精神療法や薬物療法と並行しながら、心理検査の所見を参考にしつつ、臨床心理士は心理療法を行います。臨床心理士はただ単に患者さんの愚痴を聴くのではなく、何かの方向性、目的をもって話を聴き、治療として有効になることを前提に心理療法に導入するよう心がけています。

なお、患者さんに対して心理的な治療は、臨床心理士のみではなく、精神科医も行っています。本書では、精神科医の行う心理的アプローチを「精神療法」、臨床心理士の行うそれを「心理療法」ないしは「カウンセリング」と表記することにします。

予診（インテーク）の重要性――精神科医療のチーム協同の始まり

予診について簡単に説明しましたが、臨床心理士や精神保健福祉士が精神科医療以外の場で、相談を受ける場合には、最初の面接をインテーク（受理）面接と呼んでいます。しかし、医療現場では予診と呼び、大学病院などでは、教育の意味合いもあり医学部の学生や研修医が、しばしば予診を担当します。予診を取ることで、患者さんの病状の経過を読み取り、患者さんがどのような環境で生活してきたのかを大まかに把握でき、患者さんの病気に対する概略を摑むことができます。

予診は患者さんが自らの病気について、医療機関で初めて話し、説明する大切な場です。OMCIクリニックでは、予診時間が二〇分程度という時間の制限があるため、予診担当者はあまり細かくも聞けませんし、診療する精神科医に要点を的確に記載して伝えるのはなかなか難しいことです。

また、予診中に自らの思いをぶつけ感情的になる患者さん、一方的に話しだし、話の内容が核心から外れがちになる人、尋ねてもなかなか口を開いてくれない人などさまざまです。しかし、これから始まる精神科診療につながる前段階として、あるいはこころの病気と向き合う心構えを患者さんに作るものとして、予診には意味があると思います。

さらに、予診は構造化した面接、つまり患者さんから聴き取るべき情報を定めた面接です。今後の精神科医療を進めていくうえで、必要な情報を簡潔に聴き取ることが目標ですので、本来の臨床心理士の聴き方とは異なった方法で進めることが要請されます。それでも、今後の精神科医療のなかで、心理士がどのような役割を担っていけるのかについて見通すという点でも、予診は患者さんとの重要な出会いの機会であると思います。

大学病院では若手医師あるいは医学生が予診を取り、ＯＭＣＩクリニックのように臨床心理士や精神保健福祉士が予診を取る医療機関もありますが、ほとんどの医療機関では医師の初診での面接から診療が始まります。医師以外の専門職による予診は、医師とは違った観点で聴き取られていたり、今後の心理検査や心理療法への懸け橋になったりということもあり、精神科医療のチーム協同の第一歩と考え、これを重要視しています。

そして精神科医の行う診療（初診）は、予診の内容をより深めた詳細な情報を得る作業から入っていきます。［藤本］

2

カウンセラーはどのように予診を行うのか

予診（インテーク）でのカウンセラーの役割

予診は、今後の精神科診療を進めていくうえで必要な情報を聴き取ることを目標としていますが、それ以外にも予診の役割があります。その重要な一つは、患者さんがクリニックの専門職である医師やカウンセラーと出会う最初の機会であるということです。

さまざまな心配事を抱えて、不安に押しつぶされそうになっている人や、清水の舞台から飛び降りるほどの勇気と覚悟をもってクリニックの門をくぐる人もいます。そんな患者さんにとって、予診で信頼感や安心感を多少なりとも得られたとすれば、今後、治療に前向きに取り組むきっかけとなるでしょう。予診は患者さんとクリニックがお互いに信頼関係を築いていく第一歩となるのです。

一般にカウンセラーと患者さん（クライエント）の間でもっとも肝要なものは、信頼関係で結ばれることです。心理学用語では「治療同盟」とか「ラポール（rapport）」という表現をすることがあります。信頼関係で結ばれて初めて、安心して伸び伸びと話し合える場としてのカウンセリングが成立します。もちろん、すぐに信頼関係が醸成されるわけではありませんが、信頼関係の萌芽のようなものがお互いに感じられなければ、つながりを深めていくことができません。一期一会でありながら、今後長く続く治療関係の始まりでもあるかもしれないという思いで、患者さんに向き合います。

カウンセラーは患者さんに敬意を払い、患者さんにできるだけ圧迫感を与えないように穏やかな態度で接するように努めています。ちなみにＯＭＣＩクリニックでは、カウンセラーは基本的に水色の白衣を着用しています。患者さんによっては、（白い）白衣を着用した専門職と向き合うと緊張が高まる場合もあるので、よりリラックスして面接に臨んでもらうための配慮です。

前述のように、受付時に患者さんは問診票への記入を求められます。問診票は受付係が受け取り、その後、予診の担当者の手に渡ります。短時間しか準備の時間はありませんが、予診を担当するカウンセラーは事前に問診票に目を通し、患者さんの大まかな人物像を把握し、予診の流れを想定しておきます。

カウンセラーは〝出会い〟を観る

クリニックでは、その日の予診の担当者が患者さんの名前を呼び、心理室に入室するまでドアを開けて待ちます。出会いはその時点から始まっています。名前を呼ばれてから入室するまでの一連の動きも患者さんの重要な情報になります。カウンセラーはメモなどを取りませんが、入室時の患者さんの様子を細やかに観察します。たとえば、動作がゆっくりしているか、てきぱきと動けているか、ぎくしゃくしているかなどの情報から、活動性や緊張、不安などが読み取れることがあります。

また、患者さんに付き添っている人がいるかどうかを確認します。名前を呼ばれて患者さんが席を立つときに、患者さんは同伴者にどのように声をかけるか、同伴者がどのような態度で患者さんに接するかにも注目します。同伴者は患者さんの上司だったり、人事労務担当者であったり、両親だったり、兄弟姉妹だったり、配偶者だったり、時には友人であることもあります。一般に本人と関係が深く親しい間柄であることが多いので、本人が重要な他者とどのような関係性を築いているかという、対人関係の一面が現れ出ることになります。

そして、ドアを開けて待っているカウンセラーとの初めての出会いがあります。緊張でうつむいたままの人、目を合わせてほほ笑む人、いぶかしそうに様子を窺《うかが》う人、本当に人それぞれです。ファーストコンタクトで得られる情報は、まさに一度限りの貴重なものです。

〝語り〟のなかで主訴を把握する

入室後、まずカウンセラーより自己紹介をします。それから、医師の診察の前に予診を取ることの簡単な説明をしてから、順を追って患者さんに質問していきます。必要な情報を時間内に的確に入手することが求められるので、問診票の記述内容を参考にしながら、来院に至った経緯や症状の経過を聴き取っていきます。

とりわけ、患者さんが一番困っていること、治したいと切望している症状を、「主訴」としてきちんと把握することが肝心です。「落ち込みが激しく仕事に集中できない」「めまいと耳鳴りが酷く、耳鼻科医から心因性の可能性があると言われた」「息が詰まって、電車に乗れなくなった」など、語られる主訴は多様です。生活や職業上の困りごとである場合もあれば、身体症状の場合もあります。家族や友人、パートナーとの人間関係やアルコールの問題、ギャンブル依存など、行動面の問題である場合もあります。感情のコントロールができないことへの苦しさを訴えられることもあります。そのような状態になったのはいつからで、きっかけはあったのか、さらに本人が感じているストレス因も尋ねます。予診の段階では、職場や学校の状況や本人の役職、立場、仕事や学業の内容、生育歴、家族構成など、客観的な状況を尋ねておくことも大事です。

〝語られないこと〟から読み取る

言語的な情報の把握と同様に、言葉の選び方や話の進め方、文脈、声の抑揚など、「話してもらう」行為には患者さんのさまざまなメッセージが込められています。患者さん自身が気づかないような特徴も観察することができます。言葉を慎重に選ぶ人、特定の場面だけ声が上ずる人、話がどんどん拡散していく人、言葉にして話すこともしんどいほどの人、主語がなく述語の部分だけを展開していく人、家族の話を尋ねてもいつのまにか仕事の話に置き換わっている人など、話すことに注目すると驚くほど豊かな患者さんの情報が見つかります。つまりカウンセラーは、患者さんの表情の変化、顔色、髪型、身だしなみ、姿勢、話し方などの非言語的情報を、〝五感〟を使って取得しているのです。

気分が落ち込んでいるときには、身だしなみを整えるエネルギーすら湧いてこない状態に陥ることがあります。患者さんが回復してきたときに、初診時と比べて表情が活き活きしてきたとか、身だしなみが整ってきたと変化を感じるのはよく経験することです。また経過のなかで、急に化粧が濃くなったり、着ているものが派手になったりする場合もあり、予診時の状態を知っていると、心理的な変化の現れをとらえることができます。

予診の限界を踏まえて

制限時間のなかで患者さんの情報を取得していくことも予診の重要な役割ですので、タイムコントロールの問題があります。患者さんの話をひたすら傾聴していると、必要な情報を取る時間がなくなってきます。また話し続けることで患者さんに負担がかかりすぎてしまう恐れもあります。一方で、カウンセラーが無理に話を切ってしまうと、患者さんによっては戸惑ったり、萎縮したり、不満を感じることがあります。患者さんとクリニックとの信頼関係を築き上げていく端緒となることは予診の大切な役割ですので、カウンセラーは患者さんの気持ちを受容しつつ、ある程度主導的に聞くべきことを質問していくというバランス感覚が求められます。［関根］

3

精神科医は初診で何を考えるのか

精神科医が最初に見分けること

初診の精神科診療で医師が判断しなければならないことがいくつかあります。その一つは、危急の際の対応をどうするかということです。

まず話のやり取りが患者さんとできないとき（患者さんの話す内容が支離滅裂である、過度のいらだちや不安のため精神運動興奮が強いなど）には、患者さんを事故や事件から守るためにも、早い段階で精神科病院等での入院治療を考慮しなければなりません。あるいはそのやり取りの困難さが、意識障害に起因して起こっていると疑われる場合には、救急病院への搬送を要請し、その身体的原因の対応を急がなければなりません。この判断は急を要し、できるだけ早い段階で対処すべきことです。

患者さんの状態を大まかに判断した後、より細かい診療へと入っていくことになります。といっても、初診の段階でやるべきことは、正確な精神医学的診断を行うというよりは、適正な診断を行うためにどのような検査を要するか、今後その患者さんにどのような治療を進めていけばいいのかといった見通しを立てることだと思います。第一章にも書きましたが、身体的な病気によって精神症状が生じることもあるため、身体疾患の可能性がないか否かについてチェックすることがまず求められます。脳腫瘍や甲状腺機能障害など身体疾患の存在を確認するための検査も、時に応じて必要です。

それらの身体疾患が除外されることにより、精神疾患と診断することができます。必要があれば、心理検査のオーダーを精神科医が出して、臨床心理士がそれを行います。その心理検査結果の解釈とともに、臨床心理士としての見立てが加わりますので、患者さんの病態理解をより進めることになります（心理検査については第三章参照）。

患者さんの状態を把握する――初診の進め方1

精神疾患と判断したときに、精神科医はどのように初診を進めるのでしょうか。OMCIクリニックでは、問診票の記述の後に心理士による予診を行い、それらの情報をベースにして、より詳細な聴き取りをすることから始まります。

たとえば〝抑うつ気分〟を訴える症状についての評価を、精神科医は下さなければなりません。「気持ちが落ち込む」「憂鬱」「気分が晴れない」などと訴えて受診する患者さんは、実際多くいます。その場合、〝抑うつ気分〟の程度がどの程度なのか、学校や職場にも行けないほど落ち込みが強いのか、あるいは健康な人なら起こっても不思議でない日曜日の夕方くらいからの軽い落ち込みなのかなどについて、精神科医として評価することが必要です。

また〝抑うつ気分〟に至るまでにどのような出来事があったのかについても聴き取らなければなりません。別に大きな理由もないのに、自然と気持ちが落ち込んできたのか、あるいは「失恋した」「上司に強く叱られた」のような明確に嫌な出来事があって、そうなったのかということです。

さらにうつ病では、気分の落ち込み以外にも、「意欲の低下」「全身倦怠感」「興味や喜びの喪失」「思考抑制」などの症状が重なって起こってくるのが一般的です。したがって、「やる気が起こらない、億劫《おっくう》だ」「身体がしんどい、何となくけだるい」「何をしても面白くない、興味も湧かない」「考えが進まない、判断することができない」などという訴えが付随して起こっているかどうかを評価する必要があります。

このように抑うつ気分の程度、出来事の有無、付随する症状を総合的に見て、うつ病なのか適応障害なのか、あるいは健康な人間としての反応なのかについて診断を進めていきます。そのような評価は患者さんの表情や話しぶり、行動をよく観察することによって、より確固としたものになりますし、家族や職場の人などの情報があればそれも診断の助けになります。たとえばうつ病であれば、話すトーンが落ち、表情に活気がまったく感じられないという変化が起こってきます。また、多彩な趣味を持ち通常は活動的な人が、休日になってても家でゴロゴロしているというような家族からの情報も大切です。

それらの所見を総合して患者さんの状態を把握することで、診断に入っていくことになります（診断や治療については第三章以下で詳述します）。

治療の目途を立てる——初診の進め方2

次に、どのように治療を進めていけばいいのかという目途を立てることが重要です。精神科医療という枠組みのなかで、何ができるのか、どのように対応していけばいいのかについて考えを進めます。勤労者の場合には、療養に専念するため職場を休んだほうがいいのか否かについての判断が必要です。また治療として、薬物療法や精神療法（心理療法）をどのように進めていけばいいのかを判断しなければなりません。どのような治療法を選択していけばいいのか、その目途を立てることが初診時には必要なことです。

時には、精神科クリニックよりは入院施設のある病院で治療を受けたほうが望ましいケースもあるので、そのように判断したときにはそのことを患者さんや患者さんの家族に告げなければなりません。このようなことも含めて、患者さんを援助するための外部資源や施策をどのように利用すべきか、初診の段階で想定することも必要です。

たとえば、患者さんの自殺願望が強い場合、家族に患者さんを十分に見守りできる機能があればいいのですが、そのような機能が期待できない場合には、入院しての治療も考慮しなければなりません。それは病気の評価のみではなく、家族や社会の機能評価も含めて、治療方法を検討するということです。

インフォームド・コンセントを得る──初診の進め方3

そして初診の最後に大切なのは、いわゆるインフォームド・コンセント（医療従事者の説明と患者さんの理解に基づく同意）を得るということです。精神科医は、患者さんの状態をどのように把握し、どのように治療していこうとしているのかを十分に説明する必要があります。時には、今後の見通し（予後《よご》）について伝えることもあります。

それらの方針の説明を患者さんやその家族に了解してもらうことが、次回の診療につながります。もちろん患者さんやその家族からの疑問や質問があれば精神科医は答えますし、説明で示した治療対応の一部をしばらく保留することもあるでしょう。実際の医療現場でよく遭遇するのは、精神科医が薬物療法を行おうとすると、患者さんやその家族が服薬するのを嫌がる場面です。この場合、患者さん側からの希望により経過を見ることが可能な状態であれば、しばらくはその希望に沿ってほかの療法を使いながら治療を進めていくこともできるでしょう。

精神科医療は、基本的には患者さんを中心にして進めるべきでしょうし、患者さん（時には患者さんの家族）の同意がなくては治療を円滑に進めることができないと私は考えています。

健康とみなせる人、精神科医療にそぐわない人の受診もある
――初診の進め方4

患者さんのなかには、抑うつや不安の訴えが、「健康な範囲での反応」と判断できる人がいます。この場合には今後の継続的な医療が必要ないわけですから、そのような精神科医の判断を伝えることになります。その説明により、たいていの人は「気持ちが楽になった、安心した」などと述べ、診療を終えることになります。また、精神疾患についての啓発が進んでその敷居が低くなったためか、職場や家庭での不満を訴えられる、あるいは人生の悩みを相談されるなど、精神科医の役割から外れると思われるようなことにも出会います。

精神科医療機関でできること、そしてできないことを明確化して、受診した人の交通整理をしていくのも、初診で大切なことなのです。

予診と初診は連携の第一歩

初診日の流れについて、説明してきました。ＯＭＣＩクリニックでは予約制としていますが、診療受付、問診票の記載、予診と診察、会計、さらに投薬があれば調剤薬局での薬処方と、約二時間はかかることになります。病気に罹っている患者さんにとって、この時間消費は大きな負担になることと思いますが、それが決して無駄にならないよう医療スタッフは対応していかなければなりません。

前述したように、当クリニックではカウンセラーが予診を取ったのちに、精神科医が診療するというシステムを採用しています。これは精神科医とカウンセラーが連携していくために大切なことです。同じ患者さんと、時刻は違うけれども同じ日に両者が会ってそれぞれに面接をし、観察しているからです。そして、それを基にした意見交換の場の設定が、連携、協同の第一歩になります。

当クリニックでは開設当初は時間的余裕もあったため、月に一回時間を決めて、インテーク・カンファレンスを行っていました。医療スタッフが全員集まり、予診を取ったカウンセラーがそのケース紹介をし、その患者さんの診断、治療、対応等を具体的に相談していきます。診断や治療方針はどうなのか、どのような心理検査を予定するのか、心理療法は誰が担当していくかなど、精神科医を中心にして今後の診療の進め方を検討していくのです。

最近では時間的余裕がなくなり、カンファレンスは開けていませんが、カウンセラーが前述しているように、精神科医とカウンセラーの相談や情報交換については折を見てできるだけ時間を取るようにしています。このようなやり取りが精神科医とカウンセラーの連携、協同の第一歩だと思います。〔**藤本**〕

4 事例・うつ病のAさんの初診

精神科医やカウンセラーは初めての患者さんとの出会いのなかで、どのように対応し、理解していくのかについて概説してきました。この章の最後に、あるうつ病の事例を提示します。カウンセラーは予診（インテーク）を通して患者さん（Aさん）をどのように観察し、考えを組み立てていったのか、精神科医は初診のなかでどのように判断し、どのような治療を考えたのかなど、精神科医療のなかでの初期対応について、具体的に解説していくことにします。そして、その後のAさんの治療の進展と治療の終結までを、各章の最後に記述することとします。

Aさんが受診に至るまでの経過

Aさんは三二歳（初診時）の男性で、二人きょうだいの次男です。私立の進学校を経て、都心にある工学系の修士大学院を卒業（修士課程を修了）し、大手機械会社の技術系社員として就職しました。内向的な性格ですが、コンピュータに関する知識は豊富で、大学院の指導教授にも認められていました。入社後、研修を経て技術的な営業業務としての配属が決まりましたが、Aさんは、顧客との折衝があまり得意ではありませんでした。当初は新人のためもあり、先輩に同行して営業の仕事を行っていましたが、あまり積極的に顧客対応に関わろうとしないため、その先輩から注意を受けることもたびたびありました。

二年目からは一人で顧客対応をすることが増えましたが、自らの行う技術的な説明が一部の顧客に理解されないときは腹立たしく感じることがありました。それと同時に、このような営業の仕事をしていると自分には未来がないように感じ、プログラムの製作に直接関わる仕事を強く希望するようになりました。

入社後三年目には社内で知り合った四歳年下の女性と結婚。仕事では、不本意に思いながらも営業業務をこなしていました。三年目の終わりには、顧客と折り合いが悪くなり、発注の遅れに対し厳しく責め立てられるようなことがありました。Aさんは発注の遅れが自分の責任ではなく、事務職側の原因であるのに、自らが強い叱責を受けたことに対して、腹が立ち、また気分が沈んで、出勤する意欲がなくなり、一週間出勤できなくなってしまいました。それでも、妻がAさんの言い分や愚痴に対して耳を傾け、優しく励ましたため、何とか一週間の有休で、その後の出勤が可能になりました。

そのような出来事があったため、会社はAさんの意向を配慮し、四年目に異動させることにしました。今度は顧客との対応を要さない開発研究業務となり、Aさんは今まで勉強してきた力が活かせると、自信満々でその仕事に就くことになりました。

その後六年目まで、Aさんは順調な日々を送ることができました。直属の上司はAさんの大学の先輩であり、具体的にしかも丁寧に仕事の指導をしてくれました。会社の他部門との折衝が生じたときも、上司がそれに対応し、Aさんは自らが得意とする研究業務に没頭することができました。

五年目の夏には長男が生まれ、平穏で幸せな日々を過ごすことができていました。上司は、具体的な指示を与えると忠実に仕事をこなすAさんを評価していましたが、一方で、同僚との協調性があまりなく、わがままに振る舞いがちなAさんに対し、穏やかに注意を促していました。しかし行動には大きな変化が見られませんでした。

七年目の春に上司である係長クラスの異動があり、新しい上司が着任しました。新しい上司は、あまり具体的な仕事の指示をしないにもかかわらず、Aさんが提出する報告については細かく注文を出すタイプでした。

Aさんが自信をもって提出した報告についても、上司は不満げで、その成果について評価しようとせず、細かい部分について修正の指摘をします。Aさんはそのことを理不尽に思い、腹立たしさを抑えることができず、仕事をしようとする意欲も少しずつ失せていきました。

そして新しい上司となった三ヶ月後には、寝ようとするとその日に起こった出来事がA

さんの頭を巡るようになり、寝つきが悪くなり、翌朝は身体がしんどく、出勤できない日も出てくるようになりました。また出勤しても職務に身が入らず、成果もなかなか上がってきません。何とか出勤しようとして家を出ますが、職場が近くなると、胸がどきどきしたり、気分が悪くなったりで、自宅に引き返してしまうこともありました。

これまでは、プログラムの製作の完成を喜び、仕事に対する満足感を得ることもしばしばあったのですが、最近では仕事に対する目標や喜びも感じることができずに、職場にいることもしんどくて仕方がありません。先輩の上司の異動がなければこんなことにならなかったのにと考えると、よけいに悔しくて仕方がありません。また、深夜に目覚めると、いらだちを抑えられず、菓子やパンなど甘い物を過食してしまうこともあります。

出勤できないAさんの状態を見て、妻がAさんを連れて精神科クリニックを受診しました。［藤本］

臨床心理士はどのように予診（インテーク）を行ったのか

Aさんの名前を呼ぶ前に問診票に目を通すと、全体的に弱々しい筆圧で文字が書かれていました。クリニックに訪れる患者さんのなかには、心身の疲れや落ち込みにより文字や文章を書くことが困難で、ほとんど空欄になっていることもあります。Aさんの場合は、短い文章で、多少投げやりな感じで文字を綴っているように感じられました。

Aさんの名前を呼ぶと、待合室に並んで座っていた男女二人組が戸惑いながら立ち上がりました。男性がAさんで、隣に付き添っているのが妻であろうと推察できます。妻はAさんの腕に手をそっと添えていました。妻は不安そうな表情を浮かべ、「私も一緒のほうがよいでしょうか」と尋ねました。妻の質問に応える形ではありましたが、Aさんに対して、まずは本人にお話を伺いたい旨を伝えました。その間、Aさんは終始うつむき加減でカウンセラーと目線を合わせようとしませんでしたが、妻に軽く頷《うなず》いて、そのまま一人でカウンセラーのほうに近づいてきました。妻はその場で立ったまま、Aさんの姿を心配そうに見送っていました。

心理室のなかで、カウンセラーは改めて簡単に自己紹介をし、医師の診察の前に予診を取ることの説明をしました。Aさんはカウンセラーの名札に視線を向け、そのまま顔を上げました。顔色が悪く、表情は優《すぐ》れない印象です。Aさんは「よろしくお願いします」と応じましたが、声も小さく、ぼそぼそとした話し方で、強い警戒心が感じられました。

問診票には「体がしんどくて会社に行けない」と書かれてあったので、そのことから聞き始めました。体のどのあたりがどのようにしんどいのか、それらの症状はいつ頃どのような形で現れたのかを時系列に従って尋ねていきました。さらに、症状は一日のどのようなときに生じどれくらい続くのか、会社を休むと治まるのか、職場で働いているときに症状はどうなるのかなどを確認していきました。会社に行くのが辛いので、特に週の初めの月曜日の前夜は寝つきが悪いこと、眠っても夢ばかり見て熟眠感がないこと、朝、目が覚めても体がだるく、起床しにくいことが語られました。

会社に行けないことについては、朝から体調が悪い日が多く、無理して会社に行こうとすると通勤電車のなかでめまいがしたり、会社に近づくにつれ動悸が激しくなったりすること、職場に着いた頃にはすでに疲れ切っていて、仕事に集中できず非効率になってしまうことが切々と述べられました。体がしんどいということが繰り返し訴えられ、身体面の問題が大きいとAさん自身が考えているように思われました。

きっかけとなるようなこととして、問診票には「信頼していた上司が別の部署に異動したこと。現在の上司と合わない」と書かれていました。詳しく尋ねると、自分自身が研究開発を担当していた仕事は会社からも期待されている価値ある分野であるにもかかわらず、人員不足で現場に負荷がかかっていること、それなのに上司は十分な評価もせずにさらなる無理難題を押し付けてくることなど、処遇や上司への不満が述べられました。時に感情的になり、声を荒らげて話す場面もありました。困っている内容を具体的に尋ねると、「上司は指示があいまいなくせに、細かいミスにうるさい」とのことでした。

来院経緯の欄で「妻がインターネットで探した」と書かれていたことについては、Aさん自身は精神科・心療内科に来ることに抵抗が強かったが、妻にこれ以上心配をかけたくなくて思い切って受診することにしたと語りました。受診への抵抗感について聞くと、「体が疲れているだけで、一週間ほどゆっくりすれば、元に戻ると思うから」と、入社三年目のときに一週間有給休暇を取得してリフレッシュできたことを話しました。

生育歴、既往歴、学歴などを順番に聞いていきましたが、貧乏ゆすりをしたり、ため息をつくこともあり、落ち着きがなくなってきました。

Aさんの主なストレスは仕事面であり、特に現在の上司との関係に問題があると思われました。ストレス反応が身体症状として現れているのではないかとカウンセラーには感じられましたが、本人はストレスとの関連性を否認しており、あくまでも身体の不調と認識しています。問診票の文字の弱々しさや待合室でのうなだれた様子からは想像できないような怒りのエネルギーを感じる瞬間が、予診の最中に幾度かありました。［関根］

精神科医はどのように初診を行ったのか

妻同伴で受診したAさんについては、問診票と初診での会話の仕方、表情、行動等から、入院や自殺についての配慮等の緊急性を要する対応は必要がないように判断しました。また、身体疾患を基礎に持つ精神疾患の可能性も低いようです。そこで、Aさんの経過と症状を引き起こすきっかけになった出来事を聴き取ることで、現在の状態を把握して、対応の方向性を決定していくことが精神科医の役割になります。

まず引き金となった出来事については、七年目の春の上司の交代が大きいようです。そして、上司の異動後三ヶ月経った頃より、心身の不調がAさんに生じてきます。不眠、全身倦怠感、集中力や注意力の低下や出勤時の動悸、吐き気（悪心《おしん》）等の症状が出現し始め、とうとう出勤することができない日も出てきて、それが増えていきました。また、いらだちを抑えきれずに夜間に過食することも起こってきます。

精神疾患を診断する際に診断基準として一般的に使用されているものは、アメリカ精神医学会が作成した「DSM‐5（精神疾患の診断・統計マニュアル5）」とWHO（世界保健機関）が作成した「ICD‐10（国際疾病分類10）」です。Aさんには、抑うつ気分、興味と喜びの喪失、疲労感などの症状が二週間以上続いており、うつ病に罹っている可能性が高いと判断されますし、上記の二つの診断基準を満たしていると考えられます（うつ病の診断基準は、第三章の一三四～一三六ページ参照）。

ただし、初診の段階では、うつ病に典型的な症状の強さが把握しにくく、またAさんの上司との関係のなかで起こった出来事が、客観的に見てどの程度のものであるのかも、評価が難しいところがあります。

ともあれ、Aさんには、抑うつ気分や全身倦怠感、不眠などの症状があり、さらに動悸や吐き気のため、出勤が困難になっていることが把握できます。とりわけ動悸や吐き気は、出勤すること、職場にいることが恐怖であるということの証左とも考えられます。

したがって、Aさんにはしばらく休業するように勧めること、そしてうつ病の可能性があり、それには休養と服薬がまず優先されることを説明しなければなりません。さらにうつ病の疑いで療養するということはどういうことか、そして今後どのようなことが予想されるのかについても、説明が必要です。これがインフォームド・コンセントに相当すると思いますが、それは患者さんに対する重要な心理教育でもあります。

つまり当初は、職場から距離を置きゆっくりと休養すること、今までの疲れを取り、心的なエネルギーを回復させていくために、まず服薬と睡眠の充足、リラックスすることが大切であることを指導します。ですから、多少は生活リズムが不規則になっても構わないが、睡眠だけは十分に取るように勧めます。

そのような生活を続けていくうちに、退屈を感じ、何かしたくなるかもしれませんが、自分に負担を感じないことであればそれを行っても構いません。ただ一般の休日や有給休暇ではないので、ギャンブルをしたり、昼間から飲酒したり、長期の旅行に出ることは避けるべきでしょう。

当初の療養とは、精神科医の指示に従って生活し服薬を行うことであり、自分の状況を客観的に見直せるように準備を進めていくことです。上司との相性がよくないからうつ病になったというのではなく、今後、上司との関係を大きなストレスと感じないようにしていくためには、どのようにしていけばいいのかをゆっくり考え直してみることです。そのためには、自分の考え方や物事に対するとらえ方の特徴を自らがよくわからなければなりませんし、治療する側でも患者さんの心理学的特徴をよく把握していなければなりません。

私たちのＯＭＣＩクリニックでは、患者さんの性格や心理学的特徴を把握するために、心理検査をしばしば使いますが、あまり抑うつの強いときにそれを行うことは患者さんの負担になるため、その時期を考慮して行うようにしています。Ａさんに対しては、時期を見て心理検査を行うことが有効と考えられます。［藤本］

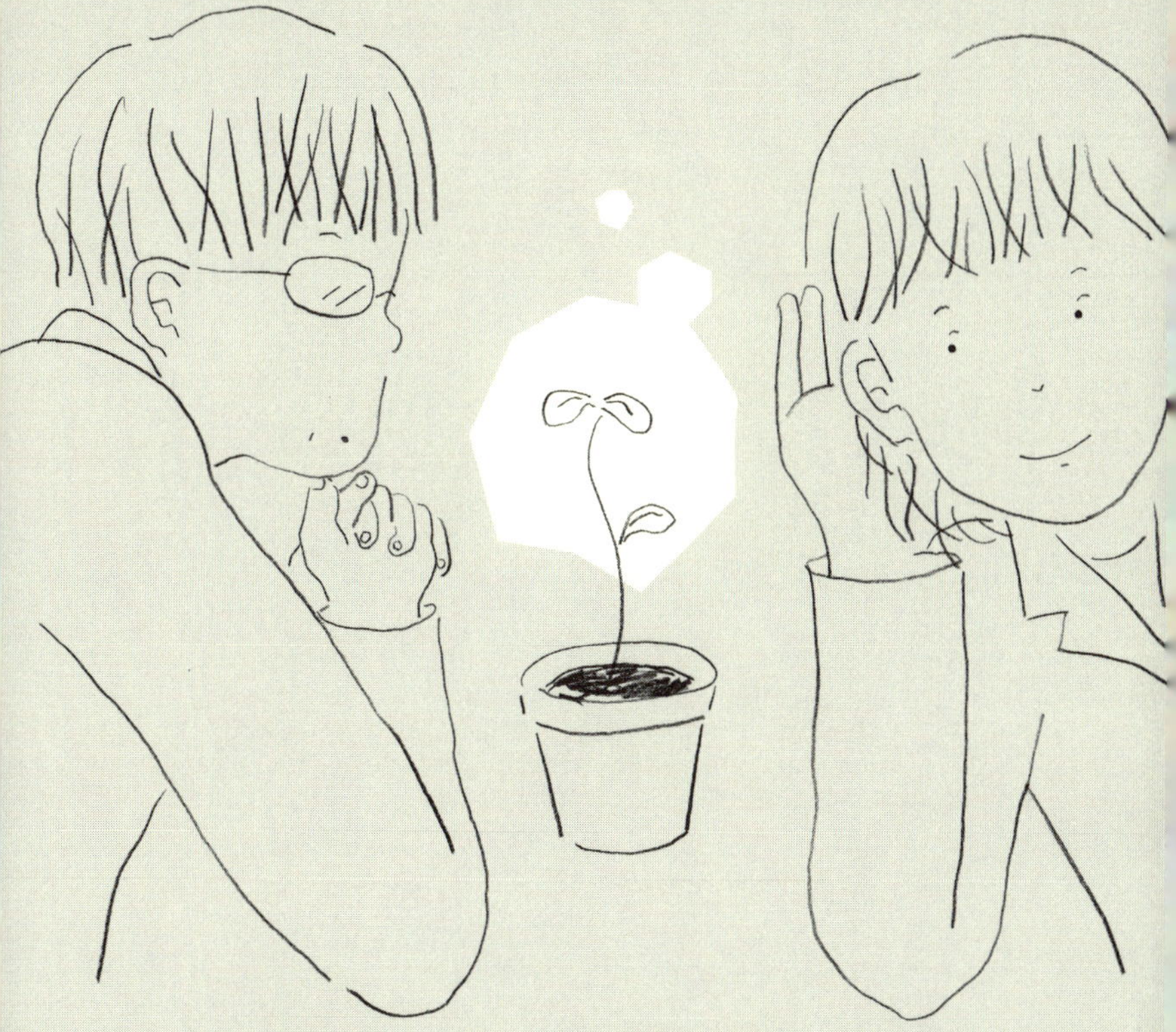

第　三　章

患者さんをどのように“みる”のか

―診断と見立て―

予診、初診を経て、医師は病名を決める“診断”を、カウンセラーは心理療法についての方向性を定める“見立て”を行い、治療が本格化していきます。

〝診断〟と〝見立て〟

患者さんとの一期一会の出会いを経て、精神科医と臨床心理士はそれぞれの専門領域の知識やこれまでの臨床経験を基にして、患者さんを理解し、その評価をしていかなければなりません。どのような体験を経てどのような状態になっているのか、専門用語に置き換えることも含めて、患者さんを評価していきます。それぞれの専門職が〝診る〟そして〝観る〟ことを通して、その後の治療は進んでいくことになるのです。

これは精神医学をはじめ医学領域では〝診断〟するという行為になり、臨床心理学では〝見立て〟という用語を使います。この二つの言葉はどのように異なるのか、その用語の差異のなかに、精神科医と臨床心理士との役割や視点の違いが、反映されているようにも思います。

さて、ＯＭＣＩクリニックでは、臨床心理士は心理検査の実施を通して、また予診や心理検査実施時の聴き取りを通して患者さんを見立てていくことになります。その結果は、書面であるいは口頭で精神科医に伝えられますし、患者さんにも口頭で心理検査結果を説明します。そして、精神科医は自らの面接の際に得た評価と臨床心理士の見立てを参考にしながら、診断を進めていくことになります。

この章では精神科医がどのようにして診断を進めていくのか、臨床心理士がどのように心理検査や見立てを行い、精神科医はそれらをどのように活用していくのかについて解説していきます。［藤本］

1 診断にはどのような意味があるのか
――精神科医が〝診る〟

診断の意味と精神疾患の多様性

一般に、病気の診断が重要な意味を持つのは、その結果が治療方針を決定していくのに重要な指標となるからです。たとえば胃の痛みや吐き気などの症状を訴えてきた患者さんに対し、胃がんであるのか胃潰瘍であるのか、あるいは神経性の胃炎であるのかについて診断することに意味があります。

それは病名が決まった、すなわち診断結果が出たということで、治療方法を決定することになるからです。外科的手術を要するのか、薬物療法を主にするのか、生活習慣や職場・家庭環境を整備すればいいのかなど、どのような治療を進めていけばいいのかについて決めることができるわけです。さらに胃がんと診断された場合でも、進行の度合いや腫瘍の悪性度（病理所見）、発生部位などにより、治療的な対応が変わってきます。たとえばどのような外科的治療をするのか、あるいは抗がん剤による薬物療法を中心にするのか、放射線治療を中心にするのか、また、患者さんの体調なども考えて、根本的な治療をするのか、対処的な治療に止めるのかも判断しなければなりませんが、その判断の基準になるのが診断結果です。

精神疾患の場合も同様で、何という病気なのか（あるいは病気ではないのか）、急性的な状態か慢性的な状態かなどを判断する必要があります。治療法についても診断結果により、薬物療法を中心にするのか、あるいは精神療法を優先させるのか、患者さんの生活環境の調整が必要なのか、などを決めていくことができます。また、精神疾患のなかには社会福祉的な制度を利用することが必要なものがあります。病気についての解説は省きますが、統合失調症や発達障害（自閉症スペクトラム障害、注意欠如・多動性障害（ＡＤＨＤ））や精神遅滞ではそれらの制度を利用することも必要ですし、そのような制度を活用するのにも診断結果が求められるのです。

しかし、精神疾患では同じ病名と診断されても、その内容には多様性がかなりあります。その多様性は、症状や状態に表れているのみではなく、その疾患が発症する背景にもさまざまな個人間での差異があります。すなわち、精神疾患ではその人が生来的に有している素質や能力（生物学的要因）、その人が今まで生活してきたなかで培われてきた性格やものの考え方、とらえ方の特徴に関する要因（心理学的要因）、各個人が生活している環境やそれに伴って発生するストレスの要因（生活環境要因）などが複雑に影響しあって発症すると考えられるからです。

精神疾患では、診断名のみではなく、個人の要因や生活環境要因も含めて考慮しながら治療を進めていかなければならないですし、その状態の経過や予後についても、診断名により一定というわけではありません。このように精神疾患の診断名によって意味される統一性は、身体疾患のそれに比べて低いと考えられるので留意が必要です。

このことは、精神疾患の治療や対応においては、診断名のみにすべてを依拠するのではないということです。すなわちうつ病と診断された人がすべて同じ過程をたどるということではなく、むしろ百人百様といわなければなりません。「診断名についての先入観を持たず、一方でそれの共通性を見出していく」――精神疾患の患者さんを診断し、それを治療に応用するというのは、本当に複雑な作業なのです。

診断に客観性はあるのか

近年〝医療否定本〟が出版され、ベストセラーになっていますが、それに反論する医療本も目にします。精神疾患の診断や治療に対しても、メディアでそれに対する不信が報道されることもたびたびですし、いわゆる〝精神医学否定本〟も出版されているのを見かけます。

まず精神医学的診断に対して不信を持たれる一つの理由は、何らかの医療機器を使用して、その結果から客観的な診断の証拠を示すことができるのかというところにあると思います。うつ病と診断したとしても、「その精神科医がうつ病と言っただけではないか」というわけです。事実、うつ病だけではなく、適応障害、パニック障害、PTSD（心的外傷後ストレス障害）などほとんどすべての精神疾患に対して、診断名についての客観的な証拠を示せるわけではありません。

最近メディアで、光トポグラフィ（近赤外光を照射して、頭皮上から脳の血流量の変化を読み取ることにより脳の働きを評価するもの）を使ってうつ病の診断が可能になっているとか、血液検査でうつ病がわかるという報道がなされています。しかし、この手法は、あくまでもうつ病を診断する補助診断に過ぎず、精神科医の誰もが認める診断法とはいえません。

はっきりと言えることは、現代の精神医学で、うつ病や適応障害、パニック障害などの精神疾患を、医療機器を用いて診断することは不可能だということです。脳科学の発展が進むことにより今後それが可能になることも考えられますが、現時点ではメディアで新発見と報道される検査法は、研究段階の一つの補助診断の位置を超えてはいないのです。

精神疾患の診断が、さまざまな脳の検査を使って行えないのであれば、よく聴き、観察し、周囲の情報を得ながら判断を進めていくことでしか、現時点では診断方法がありません。〝こころの内〟で何が起こっているのかを詳細に読んでいくことが、うつ病等の精神疾患を診断していくのに、もっとも大切な行為だと思うのです。心理検査は〝こころの内〟を読む一つの手法で、どのような考え方やとらえ方をする人であるのか、不安や抑うつを感じているのかなどが見えてきます。精神科医や臨床心理士はそれぞれの方法で、患者さんを理解するという行為を進めます。

操作的診断基準による診断とは――DSM－5、ICD－10に基づく

したがって、精神科医が診断していく過程で重要なのは、より詳細な聴き取りです。第二章でも書きましたが、たとえば、「憂鬱である」と訴えられた場合に、その憂鬱さはどの程度なのか、死にたいと思うのか、いつ頃からか、どのようなことがきっかけになった

と思うか、食欲や睡眠は大丈夫なのか、ほかにどのような症状があるのか、家庭や学校、職場でのストレスなど、さまざまな聴き取りのなかから、患者さんの症状や状態を評価していかなければなりません。それには、患者さんの話しぶりや表情、身振りなどもよく観察して、参考にします。

本人がしんどくて話せない場合もありますが、その際には家族など本人に近しい人からの聴き取りも必要になってきます。また、これまでどのような教育を受け、どのような生活をしてきたのか、親やきょうだいとの関係はどうなのかという情報が参考になることもあります。

現在の精神科医療は、面接を中心にして得た情報を既存の診断基準と照らし合わせて診断名を決めていく方法（操作的診断）を取っています。

操作的診断というのは、精神疾患の診断を世界的な共通の概念として統一化していこうという考え方に端を発しています。まず一九八〇年にアメリカ精神医学会によりＤＳＭ‐Ⅲ（精神疾患の診断・統計マニュアルⅢ）という診断基準が作成されました。現在はＤＳＭ‐５（二〇一三年）に改定され、ＷＨＯが作成したＩＣＤ‐10（国際疾病分類10）とともに、精神疾患の診断基準として世界中で広く用いられています。

操作的診断とは、症状や特徴、症状の持続する期間などを評価して、ある病気の診断基準と照合し、その基準に合致する場合に〇〇病とする方法です。したがって、現在の操作的診断は、ＤＳＭあるいはＩＣＤの診断基準を満たすか否かによってなされるわけですから、誰でも評価しようと思えばできます。しかし、何をもってうつ病の診断基準の一つである「抑うつ気分」や「興味または喜びの喪失」とするかという点での明確な物差しはありません。その診断基準の評価については、評価者個人に任されるので、診断が異なるということも生じてきます（うつ病の診断基準は一三四〜一三六ページの表参照）。

このように明文化された診断基準であっても、各項目の評価については評価者の主観性に任されざるを得ないというところに、一つの限界があると思われます。時に研修中の精神科医が、弁護士が『六法全書』を利用するのと同じように、その診断基準に照合しようと懸命になっている姿を見ますが、私のような老精神科医は何か違和感を抱いてしまうのです。

精神疾患の診断名から得られる情報については、ずいぶんと限られたものであり、また疑いを持ちながら対応することが必要です。つまり、診断名とは、何らかの病理性を持っていることが明らかで、その疾患の症状や状態の特徴がまとめられ、集約されたものであるが、その原因や誘因、対応については大まかな共通性はあるものの、個々の事例による特殊性も配慮しなければならないということになります。つまり、診断名の決定により治療法や対応が明確化できるものではなく、あくまである種の目安として理解していくことが必要なのですなお、ＤＳＭは精神科医や臨床心理士が参加する研究会や症例検討会で使用されることが多く、ＩＣＤは保健所や役所、年金事務所等に提出する公的診断書の病名として記載を要求されることが多いという傾向があります。

診断名を決定することの意味とは

操作的診断による診断には限界があるとしても、その診断名に意味がないわけではありません。診断基準を適正に使った診断名であれば、症状や状態の共通点を認識することはできます。しかも、診断基準となる症状や特徴についての記述は、かなり具体的でわかりやすいものですので、病名を知ることで、病気の特徴を把握するには役立つと思われます。

前章で述べたように、精神疾患について、健康と病気の境界はなかなか明確化できません。したがって、精神科クリニックを受診したからといって、すべてのケースで精神疾患があるとはいえません（保険診療では、受診者に病名をつけなければ、保険請求が行えないという奇妙な取り決めがありますが）。保険診療の取り決めはさておき、精神疾患に罹っていて治療や医学的対応を要するか否かの鑑別が、まず大切なことです。

精神疾患に罹っていると判断できる人は、うつ病、パニック障害、適応障害などの診断名により、その人が病的な状態にあり、そのために精神医学的な治療や対応を要すると考えられます。また、診断結果を示す診断書には、診断病名を記載しますし、場合によっては療養のために休業しなさいという医学的判断を記載する必要性も生じてきます。

　また、精神疾患であることを認めずに、「怠けている」「根性が足りない」と自らを責めるうつ病者がいますし、そのように部下を非難する職場の管理者もいます。それに対して、診断名というのは、患者さんのその状態が病的であるということを示すことになります。細かい診断名が初期の段階で確定できなくても、精神疾患である、病的な状態にあるという医学的判断を示すことは、大切なことでしょう。

　繰り返しますが、現在の精神医学では、客観的な検査結果により精神疾患の病態や病状を測定できないという特徴があります。それゆえ、病気の診断に関しては幾分かの主観的判断が入り込むのは避けることができません。しかし、客観性が認められないから、診断行為は意味がないと批判するのはおかしいわけで、良識ある精神科医は、面接を繰り返すことや周囲からの情報も得ることで、できるだけ正確に現在の診断基準に則《のっと》った診断を進めていこうとしています。

精神疾患に対する社会の理解

さまざまな啓発活動があり、精神疾患はずいぶんとポピュラーなものになりました。また、インターネットでの精神疾患に関連する記述の増加やテレビでの広告・報道もあり、「うつ病ではないか」「発達障害に当てはまるかもしれない」などという疑念を持って受診する人も多くなりました。

しかし、まだまだ精神疾患についての理解が十分でないと感じるのは、私たち精神科診療に携わる者の誰もが思うことです。私は職場のメンタルヘルス支援に関わることが多いのですが、管理者から「あの人は〝メンタル〟だから」というような発言を聞くことがよくあります。管理者が職場で発生するメンタル不調（うつ病や適応障害など）についての処遇や配慮に悩んでいるのはわかるのですが、その発言にはどこかメンタル不調者に対して、腫れ物に触れるような差別感を抱いているように思われてなりません。精神疾患を本当に理解し、そして共感することができれば、そのような差別意識は払拭できるのではないかと思います。

また、たとえば統合失調症や双極性障害（躁うつ病）などの再発や再燃を繰り返す可能性のある精神疾患を、職場でどの程度理解してもらえ、処遇を考慮してもらえるかについては、なかなか難しいところがあります。さらに成人してから明らかになるような発達障害（自閉症スペクトラム障害や注意欠如・多動性障害（ＡＤＨＤ））などについて、職場で本当に処遇の配慮ができるのか、人事的に余裕のない事業所の場合などは決して簡単なことではないと思うのです。

成人期の発達障害では、知的機能は高いのですが、人のこころが読みにくく、そのためにコミュニケーションがうまく取れないことが起こってきます。また仕事などでミスが続き、いくら注意をしてもそれを無視しているように見えてくることもあります。発達障害の人を強く叱責するとパニックを起こしますし、その叱責に対して強く怯え、過剰に緊張し、萎縮するようになります。そして、それがさらなるミスを引き起こす原因になるという悪循環に陥ってしまいます。そのために苦手な上司からいったん離れさせ、自らの得意な業務を与えるような人事的配慮が必要になってきますが、事業所によってはそれが困難なこともあるでしょう。

診断した結果について、誰にどこまで伝えればその人の社会生活がうまくいくのか、それは精神科医にとって大きな、そして非常に難しい課題です。診断することで、最善の治療法につなげることができる精神疾患がたくさんある一方で、その精神疾患の存在を自らが受け入れ、さらに周囲の人が、そして社会が、その障害をきっちり理解したうえで、その対応を工夫するというのが最善と考えられる疾患もあります。しかし、周囲の人や社会がその障害を認識し、対応できるかといえば、理解の点でも、また対応の点でも、まだまだ難しいところがあるのが現実です。診断名を告げることで、解雇される原因になることも起こりかねないのです。

現状では、診断した結果について、それをどのように説明したら周囲に理解してもらえるのかを、社会の成熟度も考慮しながら判断していくことまでもが、精神科医には求められているように思います。

精神疾患では診断の見直しと治療が並行する

医学では、「鑑別疾患」という言葉が使われます。たとえば、急に激烈な腹痛が起こり救急病院に駆け込んだときに、急性虫垂炎なのか急性膵炎《すいえん》なのか、胆石なのかなどと、さまざまな病気を想定・仮定（このようにさまざまな可能性のある病気を想定し、確実な疾患名に至ることを「鑑別する」といいます）しながら検査を進め、病名を絞り込んでいくことで診断（病名）を決定していきます。診断により治療方法が決定するので、その確定は急がなくてはなりません。

ところが精神疾患では、鑑別疾患を考慮しなければならないこともありますが、治療を進めるなかで新たなことが明らかになってくるというケースがたくさんあります。身体疾患のような緊急性はあまり問われないのですが、それよりも患者さんの状況や心理的特徴について経過を見ることで、より正確に把握できるようになっていきます。

むしろ、情報が得られれば得られるほど、それらをもとにして診断が確定していくという経過をたどる場合が少なくありません。ですから、身体疾患ではおおむね診断と治療が明確に区分けされ、診断に従って治療が進められるのですが、精神疾患では診断と治療が並行しながら進められていくことになります。なかには、抑うつ気分、意欲の低下などの症状があり、（単極性）うつ病と診断していた患者さんが、治療を進めていくなかで、双極性障害であったことが明らかになることもあります。この場合、うつ病と双極性障害では、薬物治療の選択が異なりますので、できるだけ早く鑑別していくことが必要です。

さて、「うつ病」「適応障害」「発達障害」などと病名をつけることはできますが、同じ病名でも患者さんごとに異なるところが多々あるのが精神疾患の特徴です。少し前に「百人百様」と書きましたが、精神疾患に特徴的な共通の部分と「事例性」と呼ぶ個々の病気の成り立ちの違いをともに理解することが、その病気の正確な把握につながっていくのです。そして、患者さんとの診療の継続のなかで、診断の見直し、振り返りとともに治療の継続が必要なのです。〔藤本〕

2

見立てと心理検査をどのように行うのか
——カウンセラーが〝観る〟

カウンセラーによる〝見立て〟とは

心理臨床に携わっている人以外では、〝見立て〟という言葉自体が聞き慣れない人も多いでしょう。見立ては、「目の前のクライエントその人を、生きているひとりの人間としてとらえて、その人の生きている状況、求められている援助を知り、これからの心理療法的アプローチの計画をたてることまでも含む」とされています（吉川眞理「人間の心を理解するとはどういうこと？——アセスメント」、伊藤良子編著『臨床心理学』ミネルヴァ書房、二〇〇九年、所収）。

カウンセラー（臨床心理士）が行う見立てとは、面接や心理検査を通して、患者さんが抱える問題をより明確化しながら、それを解決するための一連の作業の見通しのことです。医師の診断は治療方針を決定していく重要な指標となるものですが、カウンセラーの見立ては今後のカウンセリングの進め方の重要な指標となります。見立ては「心理アセスメント」や「臨床心理査定」と言い換えることもできますが、ある心理臨床家は、〝見る〟ことと〝立てる〟ことの、二つの日本語が組み合わさった言葉で、この行為を表現するのにふさわしいと言っています。

カウンセラーとして患者さんにどのような関わりをしていくかについて判断することも、見立ての大切な役割です。カウンセリングを受けるよりも、医師の診断の下での休養と服薬が優先されるケースもありますし、病理の重い患者さんに対してはカウンセリングをすることが治療の役に立つとは言い難いこともあります。また自傷他害のリスクの高い患者さんもいますので、そのことへの対応を意識し、場合によっては医師、看護師、精神保健福祉士などとの密接な連携が必要となることもあるでしょう。カウンセリングよりも優先すべきことを判別することも、見立てに求められる役割となります。

見立てでは、まずしっかりと患者さんを観ていきます。目で見るだけでなく、感覚を研ぎ澄ませながらさまざまな角度や次元から見極めていくことになります。同時に、カウンセラーは面接や心理検査のときに、「患者さんに関わっている」という視点を決して忘れてはなりません。観察する側は、透明人間の状態で観察することができません。患者さんは、周囲の影響を受けながら「変化し続ける」存在でもあります。関わりのなかでどのような反応をして変化をしているか、どのような特徴が現れるか、そのことは今まで得られた見立てとどう関係があるのかを考えながら、関わります。

アメリカの精神科医H・S・サリバンが提唱した「関与しながらの観察」という言葉があります。この言葉の意味について『心理臨床大事典　改訂版』（氏原寛他編、培風館、二〇〇四年）の「観察、評定」の項では、治療者は治療状況のなかでは、治療者・患者という人間関係のなかに、自ら関与しつつ観察する特殊な立場にあり、「外部観察と内部観察が並行して行われている」のだと解説されています。心理アセスメント場面における観察では、「観察者は『観察者自身が観察対象者とその場にいることをどのように体験しているか』知るために内部観察を行い、同時に『観察対象者が観察者とその場にいることをどのように体験しているか』推測するために外部観察を行って」おり、どのような相互作用のなかにあるのかを意識することが大切になります。カウンセラーは、目の前の患者さんを〝見る〟だけではなく、関係性のなかの患者さんを〝観る〟という視点が重要です。

見立てのための三本の柱——面接、観察、心理検査

見立ての方法として、面接、観察、心理検査の三つがあります。出会いのときから、すでに面接と観察による見立ては始まっており、心理面接が継続的に行われる場合には、関わりのたびに見立てが繰り返し行われます。医師の診断においても、精神療法や薬物療法などの関わりのなかで、前に立てた診断や投薬方針を見直していくことがありますが、そ

れは変化のなかでようやく見極められるものがあるからです。心理臨床も同じで、カウンセラーと患者さんが関わり合うなかで変化していくこともあるし、関わりのなかで潜んでいたことが見えてくるケースもあります。したがって、最初の見立てに固執したり過信したりするのではなく、常に患者さんと向き合って、「見立て直し」を繰り返していくことが必要となります。

見立てには、「心理臨床の対象となる人々について、その抱えている問題の内容は何か（問題の同定）、その問題には身体的要因、生活史とそれに伴う環境的要因、本人の生き方や性格的要因などがどのように組み合っているのか（形成因および形成過程）、それによって本人の内的世界や対外的態度はどのように形成されているのかについて推定し、問題の性質や程度を明らかにし、解決のための方針を提示すること」が必要であるとされています（馬場禮子『改訂版　臨床心理学概説』放送大学教育振興会、二〇〇三年）。患者さんが生きている心身内外の全体を鑑みて「見立て」を行うことが肝要です。同じ病名であっても患者さんの状態像は多様であり、発症の背景にはさまざまな個人間での差異があるとする精神科医の診断姿勢と同じように、全体を見立てるためにカウンセラーの必要な姿勢として、「Bio-Psycho-Social」の三点からの複合的な観点が問われています。心理学的（Psychological）要因を分析するだけでなく、生活環境（Social）要因や生物学的（Biological）要因も考慮しながら理解していきます。

生活環境要因というのは、家庭や地域、学校や職場などの人間関係を含めた患者さんの生活に影響を及ぼしている要因のことで、現在の状況だけでなく、過去の経緯なども見立ての資料となります。生物学的要因というのは、現在患者さんが抱えている身体的な症状や体質的要因、過去の病歴や遺伝的素因などです。器質的な疾患を鑑別する資料として、医師に情報を提供することで診断に寄与する場合もあります。そして心理学的要因について専門的に査定していく手立てとして、さまざまな心理検査があります。心理検査のプロセスや結果に基づいて、さらに精緻な見立ての作業を行うことが可能となります。

より多面的に見立てを行うには、臨床心理学だけではなく、精神医学や一般医学、福祉、経済、哲学、文化、社会など、多様な分野への関心と横断的知識が必要となります。特に精神科医療現場で働く臨床心理士には、「精神医学」と「社会福祉」の知識は必須です。

心理検査とはどのようなものか

心理検査と聞くと、皆さんはどのようなものを想像されるでしょうか。テレビや雑誌でも取り上げられているような性格テストとか、恋愛や仕事面での相性診断などが思い浮かぶかもしれませんが、カウンセラーが見立てのために行う心理検査は、心理的特性の測定・評価を目的とする検査です。

精神科医療の現場で行う心理検査は、検査の目的を厳密に定め、より有効に測定・評価することができるように「信頼性」と「妥当性」に配慮しながら「標準化」されたものです。信頼性とは、同じ被検者に対して、専門的な訓練を受けた検査者ならば誰が測っても、いつ測っても、結果に違いがないかどうかを示す用語です。妥当性は、その検査を実施することによって、測ろうとしている目的のものを測れるのかどうかということを表す用語です。標準化とは、心理検査の作成にあたり数多くのサンプルを取って統計的処理を行うことにより検査項目の内容などを精査し、測定結果をどのように解釈すればよいのかの基準を策定する手続きのことです。検査によっては何年、何十年という年月をかけて標準化作業が行われたものもあります。

医療や科学のフィールドでは科学的根拠を重要視する傾向がありますが、心理検査も科学的であることを目指して作成されており、その点においていわゆる世俗的な「心理テスト」とは一線を画しています。医療や教育、福祉や産業などの現場で用いられている心理検査は信頼性、妥当性が高く、多くのサンプルに基づいた標準化も行われており、実施や解釈にあたり高度な専門性が要求されます。

検査目的によって心理検査を大きく分類すると、知的能力を測るものと性格傾向を測るものという二種類になります。知的能力の働き方や発達の状況をみる検査法は知能検査・発達検査と呼ばれ、生活年齢と精神年齢の比率をあらわす知能指数（ＩＱ）を測定するものや、認知的な情報処理機能の状態を把握するための検査などがあります。

パーソナリティの特徴や傾向を把握するための心理検査は性格検査や人格検査と呼ばれ、検査測定の手法によって「質問紙法」「作業検査法」「投映法（投影法）」の三種類に分けられます。

「質問紙法」とは、「はい」や「いいえ」などの選択肢を被検者が自分自身で選んで記入していき、回答結果を点数化することによりパーソナリティを把握する検査法のことです。被検者の意識的側面をとらえる検査で、被検者が意図的に回答を操作することができるという面もあります。「作業検査法」とは、ある特定の作業課題を行って、その結果から個人の特性を知ろうとする検査です。作業課題を行う際の意思の緊張、興奮、慣れ、練習効果、疲労、混乱など、言語を媒介しないパーソナリティの一部分を測定することができます。「投映法」とは、多義的な刺激（絵や文章など）に対して個人がどのように反応するかで、意識レベルより深い領域で起きている個人内界（個人の内部の世界）の特性を理解しようとする検査法です。何を求められているのかがあいまいな状況に被検者は置かれますので、故意に回答を操作することが難しく、作為的な反応が抑制されます。よって、より深層にある人格傾向や内面の葛藤、情緒のあり方を解釈することができるとされています。

心理検査のなかには、集団で実施できるものもあれば、個別に検査者が実施しなくてはならないものもあります。検査によっては、女性や男性、年齢など、対象によって検査項目が異なり、結果を解釈するために参照する尺度が変わる検査もあります。投映法のように、検査の解釈が難しく、専門的な知識や経験が検査者に要求される検査もあります。

ＯＭＣＩクリニックでよく用いられている心理検査を参考までにご紹介しましょう。パーソナリティ検査として「ロールシャッハテスト」、「バウムテスト」、「人物画テスト」、「精研式文章完成テスト（ＳＣＴ）」などの投映法や、「東大式エゴグラム（ＴＥＧ）」、「矢田部ギルフォード性格検査法（Ｙ－Ｇ性格検査）」などの質問紙法を実施することが多いです。また、知能検査や発達障害の鑑別診断のために「ウェクスラー式」を利用することも増えています。ほかにも、知覚運動技能とその能力（ゲシュタルト機能）の成熟程度や器質的な脳障害の有無を査定する「ベンダー・ゲシュタルト検査」や、高齢者の認知機能検査として「改訂長谷川式簡易知能評価スケール（ＨＤＳ－Ｒ）」及び「Ｎ式精神機能検査」を実施することもあります。

心理検査は臨床心理士でなくても実施することは可能ですが、訓練や経験を積んでこそその結果についての正確な評価を得られることから、臨床心理士の専門性によるところが大きいと思います。

心理検査の実際――OMCIクリニックの場合

精神科医療機関では、原則として、精神科医が患者さんの状態や状況を見極めながらカウンセラーに心理検査の実施をオーダーします。これは精神科診療が、健康保険診療報酬制度に則って行われるからでもあります。時にはカウンセラーから精神科医に、見立てや診断に必要な心理検査の実施を打診する場合もあります。

心理検査には、比較的意識面に近い水準の心理的特性が現れる検査もあれば、日ごろ自分が意識していないけれど、実は思考や感情、行動に大きな影響を及ぼしている価値観や傾向が現れ出る検査もあります。したがって総合的な査定を行うためには、何種類かの検査を組み合わせて査定することが患者さんにとって有益になります。数種類の心理検査を患者さんに合わせて組み合わせることを「テストバッテリー」と呼んでいます。OMCIクリニックでも複数の心理検査を組み合わせることがほとんどです。

精神科医がカウンセラーに心理検査をオーダーし、カウンセラーがその実施に関わるわけですが、精神科医とカウンセラーの連携がうまく取れていないと、適正な心理検査結果が得られないことになります。どのような目的で医師が心理検査をオーダーするのか、検査結果を患者さんに伝える役割を担当するのは医師であるのかカウンセラーであるのか、

新刊案内

2016年3月

平凡社

心理検査の後カウンセリングにつなげていく予定があるのかなど、医師とカウンセラーがしっかりと情報共有をしておくことが大切です。

心理検査の段取りとしては、精神科医が患者さんの状態を鑑みたうえで心理検査の実施を判断し、その目的を患者さんに伝え、その後の手順について説明します。その過程を経て、カウンセラーによる心理検査が実施されます。

心理検査は、カウンセラーから再度その目的を患者さんに伝え、同意の下で実施されます。患者さんの多くは、「テスト」「検査」という響きに緊張して心理室に入室します。どんな検査を受けるのか、どのような結果が出るのか、患者さんにとってはわからないことだらけですので、不安を感じるのも当然です。カウンセラーはその不安や緊張を少しでも和らげることに尽力しつつ、心理検査へ導入します。

カウンセラーがどのような言葉で患者さんに対して心理検査の内容を説明するかは、検査の種類によって異なります。検査場面で検査者が被検者に対して「○○してください」など指示を行うことを「教示」と呼びますが、教示が一言一句定められた検査もあります。患者さんが質問をしてくることもありますが、その際の答え方も誘導的になりすぎないように定められた文言で応答しなければならない場合もあります。カウンセラーは患者さんがやりやすいように助言をしたくなる気持ちに苛《さいな》まれることもありますが、それでは標準化された心理検査による客観的な評価や解釈が出せなくなってしまいます。定められたとおりにきちんと心理検査を実施することが、正しい心理的解釈を導き出すことにつながるのです。

心理検査が終了したら、取り組んだ労をねぎらったり、心理検査を受けた感想を聞いたりして、リラックスタイムを持つようにしています。もちろんその際の様子についても観察します。最後に、今後の心理検査の日程や結果報告についての説明などのスケジュールを確認し、カウンセラーは心理室から患者さんを送り出します。

心理検査をどのように活用するか

患者さんや精神科医への結果報告に向けて、心理検査によって得られた数多くのデータを臨床心理学的知見に基づいて整理し、分析や解釈を進めていきます。そして分析、解釈の結果を「所見」として、医師と結果を共有できる形に書面でまとめます。所見では、患者さんが抱えている問題、パーソナリティや病態水準などを整理しつつ、治療に活用することができる能力や資源など、患者さんの変化への可能性についても言及する必要があるでしょう。

医療現場でインフォームド・コンセントが重要視されていることもあり、ＯＭＣＩクリニックでは心理検査の結果について、カウンセラーが直接患者さんに伝えるようなシステムを採用しています。心理検査の結果を患者さんやクライエントへ伝える行為を「フィードバック」と呼んでいますが、そのためには、理解しやすい言葉に置き換えながら表現していく必要があります。意識面に近い検査項目から伝えていくと抵抗感が少ない場合もありますので、検査目的に応じて優先順位をつけながら伝えていくのもよいでしょう。またポジティブな面をフィードバックのどの局面で伝えるかで、結果報告の流れは大きく変わります。心理検査のフィードバックはカウンセラーの真価が問われる行為といえます。

心理検査の結果は本人にとって役立つ形で伝えねばなりませんし、伝えるだけで終わらせずに患者さんとカウンセラーがそのことについて話し合うことも大切です。患者さん自身ではわからなかったことが心理検査を通して見えてきて、患者さんが納得することもありますし、逆に患者さんが違和感を覚えることもあります。あるいは、薄々感じていたことを、改めて再認識することもあると思います。フィードバック時に巻き起こるさまざまな思いや感情を患者さんとカウンセラーが共有することは何よりも有意義で、今後の治療につながります。心理検査の結果に一喜一憂するのではなく、患者さんが自己理解を深めていくための契機となるように、カウンセラーはフィードバックとそれに伴う対話を大事にする姿勢を心がけなくてはならないと考えています。

治療現場に求められていることは、患者さんの問題点を指摘することでも、ネガティブな面を断罪することでもありません。だからといって、ネガティブな面を否認したり過小評価したりすることは治療的とはいえません。そこでは、患者さん自身がそれぞれに抱えている問題に前向きに取り組んでいく意欲が高まるように、対話の流れを意識することが大切です。フィードバックは治療への動機づけ面接にもなり、患者さんとの治療関係の深まりを感じる端緒になることも多いです。つまり、心理検査の結果として伝えられたからこそ、患者さんが語ることができるテーマもあるのです。さらに、患者さんにとって有益である場合には、患者さん自身の同意に基づいて、検査結果を家族にも伝えて共有するケースもあります。

心理カウンセリングを継続する場合には、カウンセラーは時折、心理検査の結果を振り返り、患者さんへの理解を新たにしたり、リスクを再認識したりします。このように、患者さんの治療に役立てるために、医療現場では心理検査を多面的に活用しているのです。

［関根］

3 精神科医とカウンセラーの違いと連携

病名をつけるということ

診断とは病名をつけることだと思っている読者も多いと思います。患者さんは時として病名を知りたいと思い、精神科医に病名を質問することがあります。適応障害に基づくうつ状態であり、うつ病とはいえないと説明すると、ほっとする患者さんもいますし、なかには発達障害など病名の告知の時期を考慮しなければならない患者さんもいます。

診断書の記載には病名が必要です。休業したり、社会福祉的な資源（精神障害者保健福祉手帳や障害年金の受給）を得るためには、病名の決定は欠かせません。病名については当然のことながらその診断根拠を患者さんに説明しなければなりませんし、社会的な認定を受ける手続きとしても大切な役割を持っています。

精神科医療で病名を決定するのは精神科医であり、カウンセラーではありません。診療の初期には、精神科医がいくつかの考えられる病名をカウンセラーに示すことがあります。

そして、この大切な病名の決定を精神科医が担うためには、カウンセラーの心理検査所見や見立てが役に立ちます。

診断とは今後の治療の礎になる所見を治療者が得ることであり、病名を決定することだけではないのですが、一方で社会的な役割を持つ病名について十分に検討することは治療者にとって欠かせない行為だと思っています。そして、精神科医とカウンセラーが病名の意味を共有し、治療に当たっていくことが大切なのです。

診断と見立てにみる精神科医とカウンセラーの違い

カウンセラーは患者さんに対して疾病性ということをあまり見ないで、人間理解という観点から診断・見立ての面接を行います。心理検査の所見についても、患者さんの物事のとらえ方、認知の仕方の特徴そして考え方、思考内容の特性を把握していこうとします。ですから、病気という観点よりは患者さんがどのようなしんどい体験をしているのかということを理解していこうとしていきます。

精神科医は薬物療法を含めた生物学的な治療の必要もあるため、患者さんの症状や状態の改善に目を向け、その根拠としての診断結果を重視します。すなわち患者さんの疾病性というところに診断の重点を置くことになります。病気、病的状態に視点を据える精神科医、健常な人間部分を見ようとするカウンセラー、その視点の違いは確かにあるように思います。

ですから、カウンセラーの心理検査所見や見立てから、その患者さんの健常な部分を精神科医は教えられることがよくあります。また統合失調症や双極性障害のように、生物学的な基盤を主として病的な状態が生じたときに、カウンセラーの戸惑いを目にすることもあります。原因や明確な理由がなく、躁状態になったり、幻覚妄想状態に陥ることが一部のカウンセラーには理解しにくいようで、なかには何かの心理的な原因が必ず見つかるはずだと決めつけるカウンセラーに出会ったこともあります。極端にいえば、精神科医は性悪説に基づいて病気を診ていこうとする傾向があり、カウンセラーは性善説に則り人間を解釈していこうとする傾向があるといえるでしょう。

精神科医は病的状態を見抜こうとするあまり、患者さんの健康部分を見落とすことがありますし、カウンセラーは患者さんの健常部分から理解していこうとするゆえに、生物学的現象を見抜けないことがあるのです。これについて相補的に対応できるのが、精神科医とカウンセラーの連携の利点だと思います。

もちろんこの機能を有効に活用させるためには、精神科医とカウンセラーのコミュニケーション、情報交換、そしてそれぞれの役割についての敬意が保たれることが重要だと思います。［藤本］

4 事例・うつ病のAさんの診断と見立て

Aさんのその後の経過

Aさんは一週間後の予約の時間に受診しました。そのときは出勤することの恐怖から解放され、幾分元気そうに見えましたが、診察中も眠そうにしています。よく聞いてみると、Aさんの生活は不規則で、夜になると少し気分がよくなり、明け方近くまでネットサーフィンをしたり、コンピュータゲームをしたりで、毎日、昼過ぎまで眠っているそうです。そして起床時には身体がだるく、気分が優れず、憂鬱で何もする気が起きないと訴えます。この日は受診のために朝起きなければならず、ほとんど眠れていないと語りました。

生活が不規則なため、眠る前に飲む睡眠薬以外は指示通りに服薬できていないということでした。精神科医からは療養のために服薬のリズムを確立すること、もう一週間は睡眠を十分取ることを指示し、その後は生活リズムを取り戻していくように徐々に努力していくことを指導しました。そして、三回目の診察で質問紙による心理検査（SCT：文章完成テスト）を手渡すとともに、臨床心理士の行う心理検査を次週及び次々週に受けるように指示しました。

また、Aさんは再診するたびに、精神科医に上司に対するいらだちや腹立たしさ、そして怒りをしきりに訴えました。会社の人事異動に対する不満を悔しそうに訴え、自らが不本意で理不尽と思っている上司を責める一方で、出勤する自信がなくなってきていることについても語られました。［藤本］

精神科医はどのように診断するのか

Aさんに抑うつ、不安、不眠などの症状が出現し、出勤することができない状態になったのは、上司の異動があり、Aさんへの対応が変わったことが、一つのきっかけのようです。しかし、上司の異動のみが原因といえるのではなく、むしろAさん自身の物のとらえ方、処理の仕方やストレス対応についても、問題があったものと考えられます。また職場の構造、仕事の指示や分担、同僚との関係など、職場環境が合っていないということもあったでしょう。

そのような理解をしたうえで、Aさんの診断を進めていきましょう。診断の基本は、いつ頃からどのような症状があり、それがどの程度続いているかについての把握です。表1

にＤＳＭ‐５のうつ病（別訳：大うつ病性障害）の診断基準、そして表２にＩＣＤ‐10のうつ病エピソードの診断基準を示します。Ａさんに起こってきていることを細かく聴取し、表情や行動を観察し、Ａさんの周囲の人々からの情報も参考にして、これらの診断基準に従って評価するのです（診断基準の考え方については一〇五ページ以下参照）。

つまりＤＳＭ‐５やＩＣＤ‐10のうつ病についての診断基準を満たすと評価できれば、Ａさんはうつ病に罹っているといえます。両者の診断基準で一部異なるところがありますが、おおむね一致するものとして理解してください。

実際にＤＳＭ‐５の診断基準に従って、Ａさんの症状を評価していくことにします。確かに憂鬱感、気分の落ち込み（１）は二週間以上続いているようですし、以前は感じていた仕事に対する達成感や喜びもまったく抱けなくなっている（２）ようです。また過食衝動はありますが毎日ではなく、食欲の減退（３）は認められないようです。寝つきが悪く、深夜に目覚めて過食するなど、睡眠については十分取れていない（４）ようです。さらに何か毎日いらだたしげで落ち着きがなく、動きや考えるスピードも鈍くなっている（５）ようです。また、身体のしんどさ、疲れやすさ（６）も自覚していますし、出勤しても注意力や集中力がなく、考えたり、判断したりする力も落ちてきている（８）ようです。しかし、自分が価値のない人間であると考えたり、自分を強く責めるということ（７）や、死にたいと絶えず思う（９）ことはありません。

以上のことから、Aさんの二週間以上持続している症状について評価すると、(1)(2)(4)(5)(6)(8)の六項目について症状を認め、(3)(7)(9)については、ほとんど認められないかあっても軽微であると判断しました。診断基準では、少なくとも五つの症状が同じ二週間の間に存在し、(1)か(2)のどちらかの症状は必ず含まれるとしていますから、これらの基準に該当することになります。

さらにDSM-5では、B、C、D、Eに実際にうつ病と診断できる条件が記載されています。Aさんの病状はB~Eの条件を逸脱するものではありませんから、うつ病あるいは大うつ病性障害と診断できるのです。

では、Aさんの病名がうつ病と診断できたとして、それで治療に進めることができるでしょうか。従来の精神医学では、うつ病と診断して患者さんに休養を促し、抗うつ薬の服用を続けていけば、多くは二、三ヶ月で回復すると考えられていました。これらの症状は怠けやさぼりで起こってきているわけではなく、うつ病という病気であり、一定の期間の休養と服薬で改善していくものであるという説明を患者さんやその家族に伝え、それを理解してもらい、そして療養を続けてもらうように指導していました。

現在でもそのような治療が有効なうつ病もあります。しかし、うつ病の特徴は時代とともに変遷し、必ずしもそれだけでは治療が功を奏さないうつ病が増えてきています。うつ病という診断名のみではなく、多様化するうつ病のなかで、Aさんはどのような特徴を持

(7) ほとんど毎日の無価値感、または過剰であるか不適切な罪責感（妄想的であることもある。単に自分をとがめること、または病気になったことに対する罪悪感ではない）

(8) 思考力や集中力の減退、または決断困難がほとんど毎日認められる（その人自身の言明による、または他者によって観察される）

(9) 死についての反復思考（死の恐怖だけではない）、特別な計画はないが反復的な自殺念慮、または自殺企図、または自殺するためのはっきりとした計画

B. その症状は臨床的に意味のある苦痛、または社会的、職業的、または他の重要な領域における機能の障害を引き起こしている。

C. そのエピソードは物質の生理学的作用、または他の医学的疾患によるものではない。（注・略）

D. 抑うつエピソードは、統合失調感情障害、統合失調症、統合失調症様障害、妄想性障害、または他の特定および特定不能の統合失調症スペクトラム障害および他の精神病性障害群によってはうまく説明されない。

E. 躁病エピソード、または軽躁病エピソードが存在したことがない。

（以下略）

注：アメリカ精神医学会編、日本語版用語監修・日本精神神経学会、髙橋三郎他監訳『DSM-5 精神疾患の診断・統計マニュアル』医学書院、2014 年、より

表1　うつ病（大うつ病性障害）

A. 以下の症状のうち5つ（またはそれ以上）が同じ2週間の間に存在し、病前の機能からの変化を起こしている。これらの症状のうち少なくとも1つは（1）抑うつ気分、または（2）興味または喜びの喪失である。

注：明らかに他の医学的疾患に起因する症状は含まない。

(1) その人自身の言葉（例：悲しみ、空虚感、または絶望を感じる）か、他者の観察（例：涙を流しているように見える）によって示される、ほとんど1日中、ほとんど毎日の抑うつ気分

注：子どもや青年では易怒的な気分もありうる。

(2) ほとんど1日中、ほとんど毎日の、すべて、またはほとんどすべての活動における興味または喜びの著しい減退（その人の説明、または他者の観察によって示される）

(3) 食事療法をしていないのに、有意の体重減少、または体重増加（例：1カ月で体重の5％以上の変化）、またはほとんど毎日の食欲の減退または増加

注：子どもの場合、期待される体重増加がみられないことも考慮せよ。

(4) ほとんど毎日の不眠または過眠

(5) ほとんど毎日の精神運動焦燥または制止（他者によって観察可能で、ただ単に落ち着きがないとか、のろくなったという主観的感覚ではないもの）

(6) ほとんど毎日の疲労感、または気力の減退

表2　うつ病エピソード

以下に記述される3種類すべての典型的な抑うつのエピソード〔軽症（F32.0）、中等症（F32.1）、および重症（F32.2とF32.3）〕では、患者は通常、抑うつ気分、興味と喜びの喪失、および活動性の減退による易疲労感の増大や活動性の減少に悩まされる。わずかに頑張ったあとでも、ひどく疲労を感じることがふつうである。他の一般的な症状には以下のものがある。

(a) 集中力と注意力の減退。
(b) 自己評価と自信の低下。
(c) 罪責感と無価値観（軽症エピソードにもみられる）。
(d) 将来に対する希望のない悲観的な見方。
(e) 自傷あるいは自殺の観念や行為。
(f) 睡眠障害。
(g) 食欲不振。

気分の落込みは日による変化が少なく、しばしば環境に対しても無反応であるが、しかし、日がたつにつれて特有な日内変動を示すことがある。躁病エピソードと同じように、臨床像には明らかな個人差があり、とくに思春期には非定型的な症状を示すことがふつうである。　（以下略）

注：世界保健機関編、融道男他監訳『ICD-10 精神および行動の障害——臨床記述と診断ガイドライン 新訂版』医学書院、2005年、より

ったうつ病であるかについて把握することも大切です。それはこの把握が今後治療を進めていくのに重要な意味を有するからです。なお、日本うつ病学会では大うつ病性障害についての治療ガイドラインを定めていますが、そこには決して薬物療法のみに依拠しないうつ病治療の考え方が記載されています。

もう一度Aさんはなぜうつ病に罹ったのかを考えなければなりません。Aさんの性格特徴、これは臨床心理士の心理検査所見からも得ることができますが、ちょっとわがままで自己中心的、協調性もあまりなさそうです。営業業務は苦手な一方、コンピュータについての知識は豊富です。前任の上司（係長）はAさんの特徴をつかみ、実力をうまく引き出してくれていましたが、新任の係長にそのような配慮はありませんでした。そこでAさんの自己愛は傷つき、抑うつ症状が認められるようになったと思われます。Aさんの発症に関わったさまざまな要因を把握し、理解することも診る（診断する）ということに含まれるものなのです。［藤本］

臨床心理士は見立てをどのように行うのか――心理検査を踏まえて

医師による診察によりAさんはうつ病と診断され、職場と距離を置きしばらく休職するように指示されました。抗うつ薬や睡眠薬を処方され、週に一度通院することと、二週間ほどはゆっくりと過ごすことが勧められました。Aさんは休職して療養しているうちに、少しずつ体調や気分が回復していきました。特に夕方になると気分がよくなってきて、ついネットサーフィンやオンラインゲームなどで夜更かしをしてしまい、午前中の診療予約に間に合うように起床して準備をするのが億劫になってきました。診察時間への遅刻も多く見られたため、医師より復職に向けて自覚を持って治療に取り組んでいくように促されました。

そして、その一環として、Aさんに対しての心理検査のオーダーが入りました。さらに、心理検査の施行とフィードバックをしたうえで復職に向けたカウンセリングを進めていくよう、カウンセラーは医師より要請されました。カウンセラーは予診やカルテから情報を得ると同時に、医師の空いた時間を見計らって、医師がAさんをどのように診断し、どのような治療方針を立てているのかを尋ねました。また、勤務先の休職制度と休職期間、さらに家族との関わりや友人関係など、患者さんを支援する周囲の状況についても尋ねました。

心理室に入ると、Aさんはうつむいたまま、ゆっくりとした動作で椅子に座りました。カウンセラーが体調を尋ねると、吐き出すような声で「眠たいです……」とつぶやきました。

最初の心理検査として描画の教示を行うと、何点か教示内容について確認をし、首を傾げながら取り組み始めました。描き終わった後、仕上がった絵を見ながらカウンセラーはいくつかAさんに質問をしました。描いてみた感想を聞くと、「しんどかったです」。出来栄えについては、「下手くそです。だって、子どものとき以来ですよ、絵を描くのなんて」。どのようなものを描いたのかを尋ねると、「わからない。言われたとおりに描いただけ」と答えました。さらにもう一つ別の作業検査法の検査を受けてもらって終了となりました。

後日、投映法の検査予約を取っていましたが、大幅に遅刻をしてきたので、別の日に予約を取り直しました。次の予約日には定刻に来院し、検査を実施することができました。初対面のときの印象よりも、幾分表情が生き生きして、元気を取り戻してきたように感じられました。カウンセラーが体調を尋ねると、Aさんは「しんどいです」とうつむき、依然として不調であることを訴えかけてくるようでした。

投映法の検査としてロールシャッハテストを実施しました。Aさんは教示を一度で理解し、最初は意欲的に取り組みました。何枚もあいまいな模様が描かれた図版を見ていくうちに、時折ため息をついたり、足を揺すったり、見終わったカードを少し荒っぽく置いたりする様子が見られました。終了時に、「こんなので何がわかるのですか」と問いかけてきましたので、心理検査の結果を伝える際に詳しく説明をすることと、わからないことがあればそのときに質問を受け付けることを伝えました。

Aさんの心理検査をまとめてみると、現実検討能力に問題は見られず、精神病的な兆候は見受けられませんでした。目標を達成するために、知的能力や統合力を活かしながら、適した対処行動を取っていく力も備わっていて、社会適応の面で大きな問題は見られませんでした。性格面の特徴として、他者からの評価に過敏なところや、他者に認めてもらいたい欲求の強さが窺えました。また、攻撃性の指標も高く見られ、怒りを溜め込みがちな面や、論理性や理屈にこだわり、知性化（知的なことに置き換えて、衝動に向き合うのを避けること）で処理をする傾向が見られました。物事の枠組みが整っていたり指示の内容が明確であれば適応しやすいのですが、あいまいで多義的な場面や人間の感情を読み取ったり暗黙の了解などが要求される場面では、その場にふさわしい対処をすることが困難になりがちな傾向も見受けられました。

カウンセラーは心理所見をまとめた後に、Aさんのフィードバックの内容と今後の治療計画について、医師と話し合いました。その結果、復職に向けたカウンセリングを継続していくこと、感情のコントロールやストレスマネジメントなど心理教育を行うこと、生活面を整えていくことにも力点を置きながら、支持的な心理療法を進めていくという方針が決まりました。

Aさんに心理検査の結果をフィードバックすると、「確かに、あいまいな指示だと困り果ててしまう」「飲み会のときなど、どう振る舞えばいいのか困惑することがあって、そのことで、くたくたに疲れ果ててしまう」など、検査結果に納得して自身の体験を語りました。衝動性については、会社の人事異動に対する不満を悔しそうに語り、思い出すたびにむかむかしてくるが、しばらくすると落ち込んでしまう悪循環が述べられました。今後のカウンセリングについて話し合うと、Ａさんは「自分のことでは、自分自身でわかっていないところもあるから、先生ならどう思うのかも聞いてみたい」と話し、カウンセリングを始めることに同意しました。〔関根〕

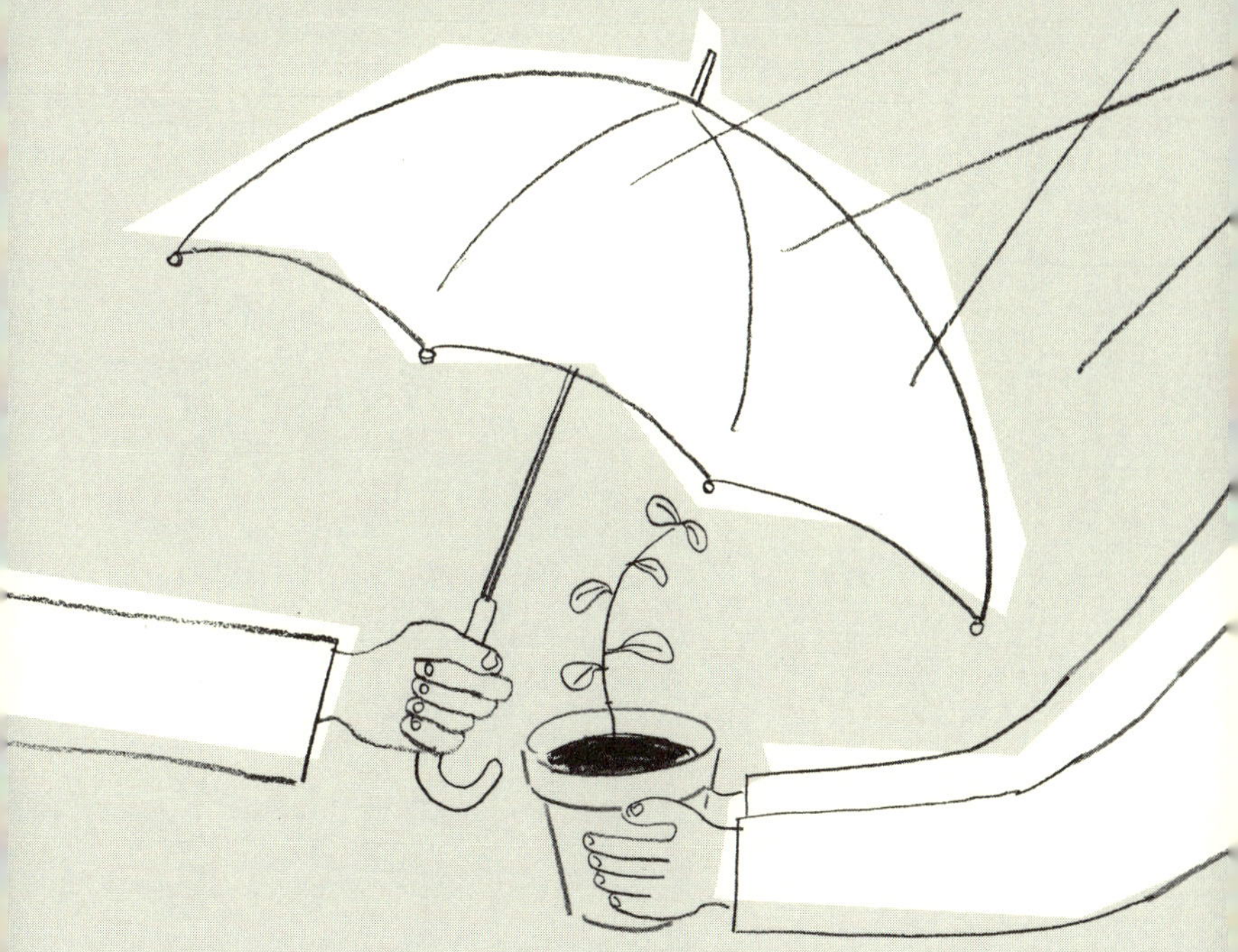

第　四　章

患者さんをどのように“治す”のか

—治療とカウンセリング—

精神科治療の柱は、薬物療法、精神（心理）療法、環境調整の三つです。医師とカウンセラーはどのように治療し、どのように連携・協同するのでしょうか？

精神科医療現場での〝治す〟ということ

実際の精神科医療現場では、薬物療法を主とした生物学的療法、患者さんのこころに働きかける精神（心理）療法、そして家族や職場への働きかけなど環境調整を行うケースワークが治療手法としてあります。薬物療法は精神科医が患者さんの病態や症状を鑑みたうえで、処方薬を決定し、処方量を調整していきます。薬剤数は一剤のときもあれば、二剤、三剤と多剤にわたることもあります。医療に用いる薬の投与は医師にしかできませんが、一方で医師であれば何科を標榜する医師であっても、投薬することは可能です。

精神疾患の一般化が進み、向精神薬の投与が一般身体科（内科や外科、婦人科など）でも安易に行われることがあり、それが問題視されることも起こってきています。薬剤の投与については、作用と副作用、効果の発現に至るまでの予測期間、薬物の依存性の問題など、やはり知識や経験が豊富な専門医に任されるべきだと思います。

精神療法については、精神科医が専門性を発揮できる手法であるにもかかわらず、治療のなかで軽んじられているところがあります。患者さんや家族に対する病気の説明、心理教育、患者さんの内面に迫る心理療法、現実的な生活面についての指導や意見など幅広いものを含んでいますが、診療としての面接のなかでもっとも時間を要するものです。カウンセラーはより詳細に患者さんとの面接を行い、臨床心理学的知見や経験に基づいた治療的対応を行います。

ケースワークは患者さんが健全な生活が行えるように、家族関係を調整したり、職場の理解が得られるように働きかけることです。ここでもカウンセラーが職場に対する環境調整を行ったり、家族への指導や助言に関わることがあります。

精神科医の行う治療はおおむねこの三種に包括でき、精神療法やケースワークではカウンセラーと連携、協同しながら行っているのです。［藤本］

1 精神科医はどのように〝治す〟のか

薬でこころが治るのか――薬物療法偏重という批判に対して

精神科の治療で、薬物が優先されると感じている人が多いのではないかと推測します。時には、精神科で処方された薬を服用せずに他の治療法で治したいと希望する患者さんに出会うこともあります。また、メディアでは、薬物の過剰投与に対する特集が時々組まれ、たとえば救急車で搬送された過量服薬を行った患者さんに、これだけ大量の薬が処方されていたという映像から始まる特集番組を見たことがあります。この番組では、なぜ患者さんが大量服薬を行ってしまうのかという論議を抜きにして、これだけ大量の薬が精神科の治療に使用されているのだという「偏った視点」から、精神科の薬物療法を取り上げています。これは一例ですが、一般の人々には、精神科医が薬物に依拠した治療技法に傾いているように見えてしまうようです。

薬物療法とは、薬の成分である化学物質が人間の脳に何らかの機能変化を起こすことを想定して行われるものです。薬を使用することにより、脳内にある種の生物学的変化が起こり、症状が改善されることを意図した治療法です。

精神科の治療に、薬物療法が確固とした位置を保つようになったのは、一九五〇年代になってからです。一九五二年に抗精神病薬であるクロールプロマジンが治療に応用されるようになり、五〇年代に抗不安薬、抗うつ薬といった向精神薬の発明が続きました。実際、これらの薬の効果は、従来の治療方法と比較して目覚ましいものがあり、しかも患者さんへの負担が軽く、薬物療法が精神科医療を変革させたといっても過言ではないでしょう。

その後、精神薬理学の進歩とともにさまざまな薬剤が新たに加わってきています。これらの薬剤は、人間の脳に存在しているいくつかの神経伝達物質の機能に影響を与えていることは確かで、その作用機序（メカニズム）と精神疾患の病態の解明が徐々に進んできています。しかし、精神疾患はなかなか複雑なものであり、これを飲めば治るといった万能の薬物が発明されているわけではありません。私たち精神科医は、精神疾患の治療に対して、薬物の存在を過大評価することも、また過小評価することも避けなければならないのです。

精神疾患の本態が、脳に生じている機能不全であると仮定すれば、何らかの形でその機能不全を修復しようとするのは当然のことで、その第一の手法が薬物療法です。同様の考え方の上に立つ、麻酔下で行う修正型の電気痙攣《けいれん》療法（ｍＥＣＴ）や磁気刺激療法（ＴＭＳ）が最近、注目されていますが、どちらも絶対的な治療法といえるには至っていません。

実際には、薬物療法等の生物学的治療の有効性はその疾患の種類によって異なりますが、いずれにしても薬物療法のみで完治する確率は一〇〇パーセントではありません。また同じ疾患名がついていても、薬物療法などの生物学的治療が著しく効果を示す症例とほとんど無効の症例があるのも臨床上経験するところです。それは、精神疾患が脳の機能異常という側面だけでとらえられるものではなく、生活環境やストレス、個人の性格や考え方など、さまざまな〝こころ〟の要因が関わって生じているという証《あかし》だと思います。またそのような多様性が、精神疾患についての理解をより複雑に、そして難しくしているのです。

薬物療法の必要性と限界

さて、向精神薬については、これを過信しても、侮ってもいけないというのが私の基本的な考え方です。これは薬物全般についていえることかもしれません。

統合失調症や双極性障害（躁うつ病）の治療に対しては、向精神薬の服用が必須とされるなど、治療において薬物が占める役割は大きいと思います。また、不眠が顕著なときは、睡眠薬を使用しなければ改善できない場合があります。特にうつ病や統合失調症、双極性障害などの急性期には、頑固な不眠が認められることが多く、不眠を改善させることが原疾患を改善させることにつながるので、睡眠薬の投与が必要になってきます。

一方、前述したように、うつ病と診断された患者さんについて、同じ抗うつ剤を使っているのに、薬がよく効いた人とほとんど無効であったという人がいるという事実は留意すべきことです。また神経症的な人で、想定される薬効以上の効能が薬にあると考え、自らの不安のために薬を手放せなくなっている人もいます。

逆に、薬はできれば飲みたくないと主張する人もいます。患者さんにとって、自分が薬物にコントロールされているように感じて薬を怖いと思ってしまうのも理解できないわけではありません。そもそも、服薬しなくても健康が維持できれば理想的ですが、服薬するのは罹患しているという事実に基づいているわけです。しかも、誰も好き好んで罹患しているわけではなく、治療が必要という認識のもとに医師を訪ねているわけです。ですから、自ら病気の症状に困っており、病気の改善に服薬が優先される状態であれば、その方法を選んでほしいと思います。

そして、精神科医が処方する薬剤の種類や効果によって、その服薬目的や重要性がさまざまであるということを、一般の人にも知っておいてほしいと思うのです。症状が改善していても服用し続けなければならない薬がある一方で、症状の改善に伴い減薬や断薬していくほうが望ましい薬もあります。止めるにしても段階的に減量していかなければならない薬もあれば、スパッと切っていい薬もあります。いずれにしても、薬物療法を効果的にするには、薬を処方する医師の丁寧な説明が必要であり、それらを含めた治療全体についての患者さんとの信頼関係が第一なのです。

また、薬はできるだけ服用を避けるべきだという周囲からの口添えが、患者さんの自己判断による断薬につながり、病状を悪化させることもあるので、服薬の重要性とその継続の必要性について、患者さんの家族や周囲の人も理解しておかなければなりません。

精神（心理）療法とは

精神（心理）療法は、人間のこころに注目して、その内面を明らかにし、性格や行動を変化させられるように試みることで、治療効果を上げようとします。精神疾患についての理解を深めるよう説明したり、症状に対しどのように対応すべきかを教示したり、他者が一般的にどのように行動するものであるかを教育したりすることも精神療法に含めることができます。

精神科医の行う精神療法については、広義には、患者さんとのやり取りのすべてを指すということになるでしょう。それには当然のことながら、病気の説明や診断結果、治療法の提示や、それに対する説明と同意などインフォームド・コンセントと称されるようなことも入ってきます。患者さんの訴えを傾聴することや共感的理解を示すことも広義の精神療法に含まれますし、疾患に関わる相談を求められた事態に対するアドバイス、行き過ぎた感情の発露や行動化を戒めるような働きかけをすることも含まれます。さらに、今後の治療の見通しや患者さん自身が引き受けていかなければならないこと（自らに生じている現実）を教示することも、広義の精神療法に位置づけられます。

狭義の精神療法とは、それぞれの研究者の専門的理論と実践に基づいた方法で、患者さんの考え方や行動を是正していく方法、患者さんの内面について対話を通して分析していく方法などがあります。実際の精神科医療現場では、ある研究者の手法のみで対応するのではなく、患者さんの病態や症状を考慮したうえで、さまざまな手法を折衷的に用いることが多いようです。

ＯＭＣＩクリニックでは、これらの専門的な精神療法の部分をおおむね臨床心理士が担っています。治療のための構造化された面接（目的や時間枠、頻度等があらかじめ決められた面接）を臨床心理士が行い、治療の全体的なかじ取りを行う精神科医と情報交換をしながら、治療を続けていきます。

薬物療法と精神療法、環境調整のブレンドが基本

薬物療法と精神療法について記載しましたが、これらのほかに、患者さんの生活環境を調整していくということも大切な治療法です。そのような環境調整を「ケースワーク」といいますが、たとえば職場の人間関係のこじれや、本人の適性との不適合から職務がうまく遂行できないということが一つのきっかけになって、うつ病に罹ったという事例は少なくありません。この場合、患者さんの症状が改善して復職していくときに、再発しないためにも職場側の環境面に対する配慮が必要です。仕事の適性や職場の対人関係の在り方に

ついて、患者さんのみならず職場も把握し、そして配慮していくことで、復職がうまく進んでいきます。その調整に、精神科医なり保健師なり、また臨床心理士や精神保健福祉士がそれぞれの役割のなかで、関わっていくことが必要です。もっともそれには、産業医（五〇人以上の労働者がいる職場では設置が義務づけられている）や保健師などの産業保健スタッフ、職場の管理者や人事労務担当者の協力も欠かせません。

環境調整は職場についてのみではありません。家族間の調整、あるいは組織や施設内での調整など、その患者さんが耐え切れないストレスから身を守ることができるように、また再発を防げるように環境調整は精神疾患の治療を行ううえで大切なことです。

前述したようなメディアによる「精神科医療が薬物偏重になっている」という指摘は、心理教育や医学的指導、精神療法や環境調整などが、ないがしろになっているということに対する批判だと思います。確かに薬物療法のみに治療の重点を置く精神科医が少なくないという現実については、私も耳にすることがあります。

精神科的専門治療は、薬物療法、精神療法、そして環境調整・ケースワークが揃ってこそ、患者さんにとって有益な治療法として機能するものなのです。

治療者が治すのか、患者さんが治るのか

精神科診療に関わっていると、精神科医やカウンセラーが治しているのか、患者さん自身が治しているのか、明らかではないことがよくあります。むしろ、精神科医、カウンセラーと患者さんの相互関係のなかで発生する何らかの治癒力が、患者さんの病気や症状、状態を改善していったと考えられる事例が、あまりに多いということに気づかされます。精神医学が編み出した薬物療法、精神（心理）療法そして環境調整という三つの治療法と患者さんの治癒力が総合的に作用すれば、寛解《かんかい》（病状が落ち着く）や回復までに要する時間はさまざまですが、患者さんはほとんどがよくなっていきます。

患者さんに対して、どのように対応すれば治りやすいのか、何が治ることの助けになっているのかを、過去の事例を振り返り、精神科医の目で分析し、今後の治療に生かすようにしています。このような視点は臨床心理士のカウンセリングにも応用されているものだと思います。［藤本］

2
患者さんを回復させるために

治療の経過で大切なこと

次に精神科医やカウンセラーが、患者さんの治療経過で大切と考えていることを記載します。病気の初期にはゆっくりと眠ってもらう、休んでもらうということが第一で、時間の経過を待つことで症状が必ず改善することを伝えます。症状が改善してくると、物のとらえ方や見方も変化してきますし、それが可能なように治療者が一緒に寄り添いながら、話し合っていきます。ここでは治療の経過のなかで大切な五つのポイントを解説します。

眠らせること

夜の静寂《しじま》のなかで、眠れないことほど大きな苦痛はないといっても過言ではありません。精神疾患に罹患している人、クリニックを受診する人のほとんどが、不眠の苦痛を訴えます。その場合は、よく眠ってもらえるようにするということが必要です。

眠らなければと思うほど、眠れなくなるという経験は誰にもあるでしょう。また、抑うつ、不安、興奮、緊張等の症状があるために、頭が冴えてしまい、なかなか眠れないこともあります。「寝つきが悪い」（入眠障害）、「途中で何度も目覚める」（中途覚醒）、「朝早く起きてしまう」（早朝覚醒）、「よく眠った気がしない」（熟眠感の障害）など、睡眠の障害はさまざまな表現で訴えられますが、いずれのタイプの不眠であれ、精神科医はまずは十分な睡眠がとれるように手を施《ほどこ》すことが第一です。また、忙しくて眠る時間が確保できないようであれば、睡眠時間を必ず確保するように指示します。

「眠る前に軽い体操をする」、「寝やすい枕や寝具を使う」、「羊が一匹、二匹と唱える」等の不眠解消のための工夫を患者さんは自ら行っていることも多いのですが、それでも眠れないと訴える場合には、睡眠薬を投与することが必要でしょう。睡眠が安定して確保できるようになれば、抑うつや不安、緊張など他の症状も、必ず改善に向かうはずです。

うつ病、統合失調症、双極性障害、不安障害等々では、ほとんどの事例で不眠の訴えがあります。不眠をまず改善させること、精神科医の薬物療法はここから始まりますが、これは睡眠薬をすべての疾患に使うという意味ではありません。それぞれの疾患に合った薬物を使用します。患者さんによく眠ってもらう、不眠症状を改善するということが、治療の第一歩なのです。そしてこれは、多くの事例で比較的容易に改善できることなのです。

休ませること

精神疾患がすべて休業や休校の対象になるわけではないのですが、精神科医は休業や休校を療養として必要とするか否かの医学的判断を、往々にして迫られることになります。職場や学校でのストレスが大きく、出勤や登校することへの恐怖があまりに強ければ、いったんは職場や学校から離れて療養することを指示することが必要です。うつ病では、精神的・身体的エネルギーの消耗が激しく、集中力や根気が失せ、意欲が湧かず、身体が動かなくなることがよくあります。このような状態で無理やり出勤を続けていると、病状を悪化させるのみではなく、自傷や自殺が起こらないとも限りません。精神科医は、ドクターストップを示す診断書を職場や学校に進言する権利を持っており、職場や学校はその判断に従って対応しなければならない義務があります。

また、不安や恐怖が非常に強いとき、失敗や不適切な行動が頻発しているときなど、それが病気の罹患によって起こっているならば、精神科医は仕事や学校を休ませるべきです。あるいはパワーハラスメントを受けて抑うつや不安が強くなっているときにも、職場から引き離して、休業を勧めるほうがよいことがあります。

苦痛となっている場面からいったん離れてみること、そして休養をとるようにすることは、患者さん自身が狭窄化している自らの意識に気づき、こころの健康を取り戻していく契機になる場合が多いと思います。

休んで療養したほうがいいのか否かについての判断は、明確な基準があるわけではないので、精神科医にとって非常に難しく、責任も伴います。休むことのメリット・デメリットについては、患者さんの職場や学校での立場、職場や学校の環境についても勘案しなければなりません。患者さんの性格、経済状況、家庭状況など、さらにゆっくり休養できる環境の確保ができるかということも重要な判断材料になります。結局のところ、今後の状況についてもできるだけ見通したうえで、総合的な医学的判断を下すことになります。

なかには、職場や学校から逃避するのは嫌だと、休業に抵抗する患者さんもいますが、まずは自分を正直に見つめ、自らの態勢を立て直すことを優先させることが第一です。不調なのに無理して出勤しようとして、さらに悪くなるという悪循環を繰り返す事例は少なくなく、精神科医は疾患の評価と休むことの重要性を患者さんにきっちりと示すことが必要です。「急がば回れ」という諺《ことわざ》があるように、一定期間の休業、休校で患者さんの思いが整理され、健康を取り戻す事例が本当に多いというのが実感です。

時間の経過を待つこと

人間は誰でも嫌なことに遭遇すると、こころを乱し、憂鬱になったり、不安になったり、悲観的に考えたり、何かを恨んだりしますが、時間が経つにつれ、それらの気持ちが整理され少しずつ平穏になっていくものです。受け入れがたい出来事が発生しても、時間経過とともに少しずつ気持ちが和らぎ、徐々に受け入れるようになっていった経験は誰にでもあるでしょう。

精神科医は疾患の罹患という患者さんに起こった出来事に対し、前述したように「時間の経過を待つ」ことで、問題を相対化していけるということを示すことが必要です。時間の経過が、苦悩を和らげて症状を改善していく、あるいは患者さん自身に内在している治癒力を引き出し、高めていくという効果があるものと考えられます。

時間の経過を待つということは、「焦らないでよい」ということであり、時間というものが今の自分のこころの状況を少しずつでも変えてくれるということです。自らにとって破滅的な出来事に遭遇したときには、本当に辛く、その苦しみから永久に脱することができないと思ってしまいます。しかし、時間が経つことで、少しずつその痛みは相対化されていきます。焦らずに自然でいること、そしてただ時間が経過することで、健康な自分に戻してくれる可能性があるということを伝えること、これも精神科医やカウンセラーの役割です。

ただし、苦悩の程度が大きいとき、また症状が強いときには、それ相応の時間がかかります。大切なことは相応の時間がかかることに対して、治療者（精神科医やカウンセラー）が焦りを見せないことです。治療者が焦ると、患者さんを不安にさせることになってしまいます。そして、「時間の経過を待つ」ことは、家族や職場など、患者さんを支える周囲の人にとっても大切なことです。

「変われる」可能性を伝えること

「時間の経過を待つ」のが大切なのは、人間は時間の経過により変化する余地がある、事態は常に動くということです。前述したように、今の苦しい状態は未来永劫には続かないというメッセージを、精神科医やカウンセラーは患者さんに伝えることが大切です。

これは、患者さんの今の苦悩を否定することではありません。今の苦悩を理解したうえで、自らの臨床経験から、時間がその苦悩を解決してくれるということを伝えるのです。そして、患者さんが時間を利用していくなかで、さまざまな思いや考え方の変化が起こり、「変われている」ということを認識できるように、援助していくことが大切です。抽象的な言葉による説明だけでは、患者さんは「変われている」ということをなかなか理解できませんので、できるだけ具体的な事象のなかでそれを示すことが必要です。たとえば、治療を続けていると、患者さんからの同じ訴えを聞くなかでも、そこで起こってきている微細な変化を治療者は感じることができます。その微細な変化を患者さんに伝えるのです。あるいは、そのことを患者さんと一緒に見つめ直すのです。患者さんは確かに変わっていっているのですが、自らそれを感じ取れないことがよくあります。

無理強いしないで時間の経過を待つことは、必ず患者さんに変化を起こします。それを一緒に待つこと、そして変化の兆しを患者さんに示唆すること、それが精神科医やカウンセラーにとって大切なことなのです。

一緒に治していくこと

精神科治療では、患者さんに対して治ることを強要することはできませんし、また治療者である精神科医やカウンセラーが治していけるものでもありません。治すというよりは、「生活状況が改善できる」「こころが和らいで生活できる」ようになることが大切です。精神科医療では〝完治〟という用語を使わず、〝寛解〟、そして〝回復〟という言葉を用いますが、治ったという客観的基準を示すのが難しく、また状況の変化により症状が再燃することがあるからです。これは治った状態を維持していくためには、さまざまな配慮や注意が必要であるということも意味しています。

そういうことも踏まえたうえで、基本的には、精神科治療とは無理やり治していこうとするものではなく、精神科医やカウンセラーの専門的技術を利用しながら、患者さんのこころが楽になり、生活状況が安定するように一緒に考えていくことだと思います。

しかし、前の章でも書いたように、精神科医の判断により、強制的に患者さんに服薬させたり、患者さんの身柄を入院という手段によって保護して治療に取り掛かることがあります。このような場合でも、一時的に精神医学上の専門的措置を取っているだけであり、患者さんの興奮や異常体験が静穏化すれば、患者さんとのやり取りを通して治療していくことに変わりはありません。

このように書いてくると理解してもらえることと思いますが、治療の基本になっているのは、患者さんについて治療者が総合的に理解すること、そして治療者と患者さんの相互関係のなかで、治るということが進んでいくということです。人間としての尊厳を重んじる気持ちなしには、治療行為を行えませんし、そのような関係のなかでしか好ましい治療が行われるはずもありません。

したがって、治療者が患者さんに対して人間としての尊厳を重んじ、同時に患者さんやその家族も最低限の治療者に対する理解と信頼を示す、このことがなければ精神科治療は成り立たないということになります。

たとえば眠りたいときに眠れ、朝も必要なときにすっきり起きることができるような薬を処方してもらいたいと受診する患者さんがいます。自分の努力を放棄して、「薬によって睡眠を思うようにコントロールしたい。それができるようになれば、自分のしんどい気持ちはよくなり、毎日快適に過ごせる」と言うのです。

眠れないときの苦しみは誰にも理解できますが、眠りたいときに眠れ、思った時間に起きることができるような薬はありません。睡眠については、自ら生活リズムを保つようにしたり、眠る前にリラックスできるように軽い体操をしたりすることも有効でしょうし、目覚まし時計を利用しながら、眠くても頑張って起きようとする意思があるから起きることができるのです。そのような努力があっての睡眠であることを説明しても、自分は一定時間眠りたいために薬が必要だと主張して引きません。

このような事例では、なかなか適正な治療を行っていくことができません。治せることと治せないこと、精神科医療の枠組みのなかでできることとできないこと、そこにはいずれにしても限界があります。一緒に治していくためにも、良好な治療者–患者関係の成立が欠かせないのです。〔藤本〕

3 カウンセラーはどのように〝治す〟のか

心理療法やカウンセリングが目指すこと──「こころの筋力トレーニング」

医師が行う精神療法と臨床心理士が行う心理療法はどう違うのかと問われることがあります。基本的にどちらも対話によって行われるものです。臨床心理士が行うことはカウンセリングであり、医師と違って治療ではないのだから、心理療法と称してはいけないという意見もあります。一方、医療現場で行われる限りにおいて、患者さんは治ることを目的にしているのであるから、心理療法と積極的に称すべきであるという立場もあります。

そのような意見があることを踏まえたうえで、両者の違いを考えてみます。精神療法は患者さんの症状を緩和させたり、問題となっている部分を取り除くために助言したり、時には指導もします。また患者さんの家族や職場の上司、産業保健スタッフなどの関係者と連携を取りながら、環境調整を行うこともあります。心理療法は基本的に、カウンセラーと患者さんとの一対一で行われる対話がベースになります。目的は、患者さんが抱えている問題を解決する糸口を探しつつ、本人が本来持っているストレス対処能力を強化することで、「こころの自然治癒力」を高めることにあります。

身体の傷が治っていくように、こころにも健康な状態に戻ろうとする自然な力が備わっています。悲しいことや辛いことがあっても、時間の経過や人や物との関わり、環境の変化などで、少しずつ悲しみや辛さの度合いや質が変容していきます。身体に深い傷を負った場合には、薬の力を借りることも大切だし、補助具を使うことが必要な場合もあります。そのほうが治りも早く、再発をできるだけ抑えることができます。精神的な症状もこれと同じで、とりわけ治療初期には、服薬も含めて、できるだけ睡眠と栄養を取ることを最優先して、じっくりと休養してもらいます。そして少しずつ回復して心理療法を行うだけのエネルギーが育まれていった時期に、心理療法を開始します。

心理療法の場では、カウンセラーと話し合いながら、いわば「こころの筋力トレーニング」を行っていきます。患者さんにはそれぞれの物事の考え方やとらえ方、対人関係のパターンがありますが、そのことによって同じような過ちを繰り返すという悪循環をたどってしまうことがあります。そうなると、一人でそこから抜け出すことが難しいのです。

ところが、カウンセラーと一緒に話し合っていくことで、問題を「どうしようもないこと」と「どうにかなりそうなこと」に整理していくことができます。そして、「どうにかなりそうなこと」のなかから、「現時点でやってみることができそうなもの」を探し出していきます。その解決策を日常生活のなかで実践してもらうこともあります。小さな一歩を踏み出すことが、治ることへの推進力になるからです。生きている限り、ストレスは生じ続けます。大切なのは、ストレスをゼロにすることやストレス源から逃避することではなく、一時的にこころが凹《へこ》んだとしても元に戻るような弾力性や回復力をつけていくことだと考えています。

なお当クリニックでは、精神療法と薬物療法のみの患者さんもいれば、精神療法と薬物療法に加え臨床心理士による心理療法を並行して行う患者さんもいます。後者の場合は、薬物療法などで症状がある程度落ち着いてから、心理療法が導入されることが多いです。ケースによっては、個人カウンセリングと並行して、集団精神療法としてグループでの認知行動療法を行う場合もあります。

心理療法はどのように進められるのか

心理療法開始時には、何を問題とし、どのようなことを目標として、カウンセリングを進めていくかをカウンセラーと患者さんとで話し合います。精神科を訪れる患者さんは、さまざまな症状や困りごとを抱えていますので、しっかりとその語りに耳を傾けます。患者さんが抱えている問題の全体像がつかめてくるまで、何度も回を重ねる場合もあります。

一方、カウンセリングの初回から、患者さんがカウンセリングで話し合っていきたいことを明確に述べる場合もあります。基本的に、カウンセラーは個々の患者さんのニーズにまずは寄り添うことが求められます。

たとえば「眠れなくて辛い」という主訴であっても、「悪夢ばかりを見るようになって、眠ること自体が怖い」と語る人と、「小さな物音でも目が覚めてしまうので、途中で何度も起きてしまう」と語る人の問題は異なります。同様に、「人の目が気になる」という主訴であっても、「不特定多数の人の目が気になってしまって、大勢の人が集まる場所や混み合った電車は怖い」と語る人と、「嫌われているのではないか、使えない奴だと思われているのではないかと、職場で周囲の目が気になって仕事に集中できない」と語る人では、心理療法のアプローチも違ってくるでしょう。

まず患者さん自身の率直な思いを受け止めることが必要です。休職中の患者さんでは、「早く元気になって復職したい」と述べる人もいれば、「職場へ戻ることが怖いので、仕事を辞めようかと悩んでいる」と述べる人もいます。患者さんのそれぞれの思いを尊重しながら、カウンセリングの方向性を探していきます。方向性を探る段階では、患者さんの希望に沿った大きな目標を目指しながら、「まずはここから」と現実的な目標を設定することもあります。抑うつと不安が強い状態のなかで、人生における重要な判断や決断を行うことには慎重にならなければならないので、じっくりと構えて回復を待つ姿勢を患者さんとカウンセラーが共有することが必要だと思います。

抑うつ状態の患者さんのなかには、現実をより悲観的にとらえ、切迫感と焦燥感で追いつめられている場合があります。早く元の状態に戻らなくてはと自分自身を追いつめてしまい、かえって不安を高めてしまっているケースもあります。焦って行動して失敗してしまい、さらに深く落ち込む悪循環に陥ってしまう場合もあります。その気持ちを受容しつつも患者さんの焦りにカウンセラーが巻きこまれることなく、どのように不安と付き合っていけばよいかを二人で話し合うのもよいでしょう。

カウンセリングが進んでいくと、患者さん本人が抱えていた深い感情が表現されることがあります。「幼い頃からずっと良い子を演じてきたが、人に良い面しか見せられず、本当は苦しくてたまらなかった」と切々と感情を吐露し、カウンセラーの前で大粒の涙を流した患者さんがいます。その患者さんにとって泣くことは、他者に自分の弱い面を見せることであり、親を失望させることでもあったのです。カウンセラーはその苦しさを受け止めながら、泣いている患者さんに寄り添いました。それまでの人生で自分の良い面しか見せられなかった人が、一対一の場面で「苦しい、辛い」と涙を流すことは「感情の浄化」につながっていると考えられます。感情の浄化は「カタルシス」とも呼ばれ、カウンセリングの効果の一つといわれているものです。こころの深い部分に抑圧されていた辛い感情や苦痛に満ちた葛藤をカウンセラーとの共感的な関係の下で表現することで、辛い感情のボルテージを下げたり、苦しい葛藤をあるがままに受け入れていきます。一方で、自分の悪い面や弱い面を見せてしまったことに動揺し、抵抗感や不安感、罪悪感を強める患者さんもいるので注意しなければなりません。カウンセラーは語られる言葉だけではなく、患者さんが発する非言語的な、態度や息づかい、身体の緊張具合などの反応を慎重に見極めていくことが大切です。

なかには、「医師がカウンセリングを勧めるので仕方がないので来ているが、自分には必要ないように思う」とか、「ストレスなんてないから、カウンセリングで何を話し合っていけばいいのかわからない」と言う人もいます。その理由を聞いていくと、ストレスという言葉に抵抗感を持っている、言語的コミュニケーションが苦手であるなど、患者さんの思っていることがかえって鮮明になったりします。

ただし、カウンセリングを受けるか、続けていくかどうかは患者さんの判断であり、誰であれ無理強いをすることはできません。もちろん、「どのようなものかわからないので、とりあえずやってみて決める」と言って、結果として前向きに取り組んでいく気持ちになる人もいます。いずれにしても、患者さんの思いや決断を尊重していくことになります。

心理療法の枠組みとは

一般的に、カウンセリングに際して、患者さんとカウンセラーはいくつかの約束をします。まずは枠組みです。たとえば「一週間に一度、月曜日の午前一一時から一一時半までの三〇分間、会っていきましょう」というように、時間帯や頻度、場所などを設定し、約束した時間に患者さんと担当カウンセラーは会うということを明確にしておきます。さらに、キャンセルの手続きやペナルティーなどのルールについての説明も行います。

大切な約束事として、個人情報保護の問題があります。これは医療現場でのカウンセリングのみならず、どのような現場においても大切なことです。日本臨床心理士会の倫理綱領に「業務上知り得た対象者及び関係者の個人情報及び相談内容については、その内容が自他に危害を加える恐れがある場合又は法による定めがある場合を除き、守秘義務を第一とすること」と明記されています。カウンセリングでは、極めて繊細な個人情報が扱われることになりますので、一層慎重に臨まねばなりません。何より、秘密を守ることは、患者さんが安心して自分の話ができるような場にするために必要不可欠で、心理療法の根幹に関わることです。組織や他者に情報が漏れることを過度に恐れる患者さんに対して、「臨床心理士には守秘義務がある」ということをあえて伝える場合もあります。

カウンセリングのなかで話し合われたことで、医師と情報共有する必要があるとカウンセラーが判断したことに関しては、「そのことは大事なことだと思うので、患者さんと医師とが話し合う必要があると考えるが、あなたはどう思うか」と問うこともあります。また患者さんからは医師に言えないという場合には、「カウンセラーから伝えましょうか」と提案することもあります。一例として、「医師から処方されている薬を飲んでいない」ことを打ち明ける人の場合があります。治療にとって重要な情報ですし、何より患者さん本人にとって大きな不利益ですので、服薬についての抵抗感や不安感を受容しつつ、服薬の重要性について心理教育し、そのことについて医師と話し合うように勧めます。

また自傷他害の危険度が高い場合には、守秘義務よりも危機対応のほうが優先され、場合によっては精神科医に対応してもらうことがあります。その際には、どのくらい危険度が高いかを慎重に見極めていくことが必要です。たとえば「死にたい」と語る場合、「いっそのこと死んでしまいたいほどに、生きているのが辛いのだ」という苦しさの訴えのときもありますが、具体的に用具を購入するなどして準備を整えていたり、何度か自殺未遂を繰り返していたりするなど、非常に危険度の高い場合もあります。どちらにしても、患者さんがそれほどまでに辛い思いを抱えているのだということを受け止めながら、患者さん自身にとって最善を考えていくのがカウンセラーの役割です。

「治療契約」と「作業同盟」

このように、心理療法では患者さんとカウンセラーがまず「治療契約」と呼ばれるものを結びます。契約といっても契約書などはありませんし、違約金も発生しません。「治療契約」にはもちろんその通り実行するという契約の意味もありますが、それだけでなく患者さんとカウンセラーがこれから一緒にやっていくのだという意識をはっきりさせ、信頼関係を結ぶという意味で重要であると考えられています。

多くの場合、患者さんはカウンセリング場面で、何を話し合っていけばいいのかわからず、当初は不安げな表情をします。密室に二人きりで、時間を決めて話し合うということは、日常生活ではほとんど有り得ない設定です。非日常的な設定だからこそ、カウンセリングではさまざまなことが話し合われますし、特別な関係性が構築されていきます。

また、枠を明確に定めているからこそ、カウンセラーにとっても患者さんにとっても、変化が摑みやすくなります。たとえば、カウンセリングに抵抗がある患者さんは、その思いが行動に表れて遅刻してくることがあるかもしれません。またカウンセリングを契機として、定期的に自分自身の生活を振り返ることもあるかもしれません。「前は何をしても楽しめないと話しましたが、昨日は子どもの話を聞きながら笑っていました」と患者さんが自分自身の変化に気づくこともあります。原則的には決められた時間で終了しますので、「もっと話したかったのに」という不満を訴える患者さんもいますが、枠を大きく崩すことはせず、次回につなげます。

さらに心理療法を行うに当たって重要なことは、「作業同盟」を確立することです。カウンセラーと患者さんは対等な立場であり、共に協力して問題解決に向かっていく同盟関係にあります。この両者の関係性が、カウンセリングの基盤となります。カウンセリングという作業は、人と人が出会って、人生に大きな影響を与えている辛さや苦しさについて話し合っていくわけですから、非常に厳しい作業です。その作業をやっていくためには、厳しさはありつつも、温かくこころが通い合った場である必要があります。そのために、情緒的な絆を形成していくことが大切です。

クライエント（患者さん）と情緒的な絆を形成するためにカウンセラーに求められる態度として、アメリカの臨床心理学者、カール・ロジャーズが提唱した条件が三つあります。これはカウンセリングを学ぶ際にイロハのイで教わることで、よく知られています。なお、ロジャーズは「治療関係における人格変容の必要にして十分な条件」は六つあると述べており、そのなかの三つがカウンセラーの態度に求められる必要十分条件としてあげられています。参考のために引用しておきます。

1）自己一致、一致（congruence）

誠実で正直であること。カウンセラーがうわべを飾ったり、みせかけの態度でなく、ありのままの自分であるとき、クライエントとの真の援助関係が成り立つ。一致とは、こころに感じたことと言動にずれがないことであるが、ロジャーズは、genuineness（純粋、ほんもの）、transparence（透明、隠しごとがないこと）などの言葉も使って、自己一致を説明している。

２）無条件の肯定的配慮（unconditional positive regard）、受容（acceptance）

相手をそのまま受け入れること。どんな相手であっても、あるいはその人の考え方や行動が容認できなくても、選択したり、評価することなく、すべて受け入れる。regardには、注意、尊重、尊敬、こころ配りなどの意味が含まれる。受容という態度の奥には、クライエントを一個の人間として、こころから大切にし、尊重するという人間観がある。

３）共感的理解、共感（empathic understanding）

相手の見方、感じ方、考え方を、その人の身になり立場になって、見たり、感じたり、考えたりすること。それはロジャーズによれば「クライエントの私的な世界を、あたかも自分自身のものであるかのように感じとる」ことである。「あたかも」というように、クライエントの世界に入りこみ、本人と同じように感じとりながらも、カウンセラーは決して怒りや混乱などに巻き込まれず、平静で客観的でなくてはならない。（日本産業カウンセラー協会編『産業カウンセリング――産業カウンセラー養成講座テキスト』日本産業カウンセラー協会、一九九八年）

心理療法のバリエーション

心理療法にはさまざまな技法があり、何百という心理療法があるともいわれています。ここでは心理療法の大きな流れについて、簡単に説明します。現在、日本のカウンセリング現場で用いられている技法は、大きく分けると三つになると思います。

一つ目が、カール・ロジャーズが創始者である、人間性心理学に基づいた「来談者中心療法」です（「人間中心アプローチ＝パーソン・センタード・アプローチ」とも呼ばれる）。クライエント個人が持つ自己実現へ向かう力を信じて、カウンセラーは受容と共感を持ってクライエントの話を傾聴していきます。カウンセラーの役割は、クライエントの成長と可能性の発現を促す環境を作ることです。かつては、その徹底的な傾聴の姿勢から、積極的な介入や解釈をしない療法として、非指示的心理療法と呼ばれていました。この流れには、人間性心理学派の代表的な人物で欲求階層説を提唱したアブラハム・マズローや、近年『嫌われる勇気』という本などで取り上げられたアルフレッド・アドラーなどがいます。

このアプローチは、自己実現へ向かう志向性や潜在的な可能性など、健康的で肯定的な側面に着目して、本来の自然な力が発揮できることを目指していく心理療法です。クライエントがいかに考え、いかに感じたか、クライエントが体験したことをあたかもカウンセラーもともに体験しているかのごとく、「いま、ここ」に存在するクライエントの思いに共感しながら聴いていく技法です。

二つ目はジークムント・フロイトの流れにあるものです。社会思想としても多くの影響を与えた精神分析の創始者フロイトから始まった「力動的精神療法」は、多様な学派を生み出しながら一〇〇年以上の長きにわたって実践と研究が行われています。特徴を簡潔にいえば、人間のこころは意識的な部分と無意識的な部分の両方から成り立っているという考えを基礎とし、人の考えや行動は無意識の影響を多かれ少なかれ受けていると規定します。フロイトはヒステリー（現在では身体表現性障害あるいは転換性障害、解離性障害）の患者さんの治療に当たっているときに、人は意識するのが苦痛となる欲望を無意識に抑圧することがあり、それが形を変えて神経症の症状などで表出されるのだと考えました。症状を引き起こす原因や理由を把握するために、クライエントが自由に連想する話に耳を傾けながら、その根本にある問題（無意識のなかのとらわれ）を解釈していきます。日本でも多くのカウンセラーが精神分析学の理論に基づいて心理療法や心理検査を行っています。この流派から、フロイトと袂を分かち集合的無意識の存在を提唱したカール・グスタフ・ユングが創始した分析心理学や、早期母子関係に内的対象関係の心的構造基盤があると考えるクライン派の対象関係論などが生まれています。精神分析の理論体系は、重い病理を抱える患者さんを理解するために非常に有効な理論であると実感しています。

三つ目は学習理論に基づいて行動や認知の変容に焦点を当てる「認知行動療法」です。近年、盛んにメディアでも取り上げられていますので、クリニックを訪れる患者さんのなかには、「認知行動療法を受けたい」と希望を述べる人もいます。比較的構造が明確な治療法ですので、他の心理療法と比べて科学的実証性が高いとされていて、医療現場のみならず、教育現場や企業の人材開発などの研修でも活用されています。この療法は、ある出来事に遭遇した際に、どのような考え（認知）が浮かび、どのような感情が生じ、どのような身体反応が起きて、結果としてどのような行動を取ったのかを客観的に把握していくことから始まります。そうすると、本人が苦しんでいる情緒体験や身体反応に関連した認知・行動パターンを見出せることがあります。そこで、否定的な感情を生じさせる個人特有の認知パターンの変容を目指す技法や、行動パターンを変化させることで悪循環から抜け出すことを狙う技法を行うのです。うつ病やパニック障害、社交不安障害などの不安障害においては、薬物療法に加えて認知行動療法を施行すると治療効果が高まるという検証結果もあります。なお、ＯＭＣＩクリニックでは、個人セッションだけでなく、うつ病などで休職中の患者さんの集団を対象にした認知行動療法も行っています。

ほかにも日本独自の心理療法で、欧米からも注目を集めている森田療法や内観療法がありますし、家族を一つのシステムととらえた家族療法、絵を描いたり音楽を奏《かな》でたりすることで感情浄化や人間的な成長を促す芸術療法など、数多くの心理療法が実践されています。ちなみに、私自身はまず産業カウンセラー養成講座で来談者中心療法を体験的に学んだあと、大学院で精神分析学理論を学び、並行して外部機関で認知行動療法の研修を継続的に受けていました。

臨床心理学者の河合隼雄先生は『カウンセリングの実際問題』(誠信書房、一九七〇年)で、カウンセラーの姿勢として最も大切なことをこう述べています。「誰かが悩みをもって来たときに、『私がこの人のために、現在できる最善のことは何か』をまず考えよ」。つまり、臨床心理士はその最善の選択肢を広げ増やしていくことが役割だということです。

「そのときになし得る最善のこと」が直接的な援助や忠告、助言になる場合も生じますし、じっくりと傾聴して、本人が主体的に問題に取り組んでいけるような意欲や可能性を見出していくことである場合もあるでしょう。生活面の改善や、現在患者さんが活かすことのできる能力を強化していくほうが役立つ場合があるかもしれません。ただし、患者さんが希望するからといって、慣れない技法を用いてカウンセラーが四苦八苦することは最善とはいえません。それならば、「その技法についてはあまり経験がない」と率直に告げて、患者さんの意向を尋ねるほうがよいでしょう。カウンセラーは患者さんの期待に応えたいという思いが当然ありますが、自分自身の技量を超えたことを引き受けることは患者さんの利益を損ねます。自分自身を見つめながら、常に「私がこの人のために、現在できる最善のことは何か」を問い直していくことが重要なのです。[関根]

4 事例・うつ病のAさんの治療

Aさんのその後の経過（つづき）

Aさんの不眠や動悸、気分不良等の症状は、睡眠導入剤や抗うつ薬、抗不安薬などの効果もあり、日を追うごとに軽快していきました。しかし、休職後一ヶ月頃までは、昼間も家でゴロゴロしたり、時には寝てしまったりで、外出するのも億劫で、渋々妻の買い物に付き添うような毎日でした。精神科医は、休業当初はとにかく睡眠を確保し、嫌なことは無理にしようとしないでもよいことを説明しました。そして、服薬の遵守を約束し、週に一回は受診のために外出するように指示しました。

休職後一ヶ月を過ぎると、Aさんは退屈感を抱くようになり、パチンコに出掛けたり、夜間には小学生時代の友人と飲みに出かけることもありました。夕方に勤め人が帰宅する姿を見ると、仕事のことを思い出し、焦りとともに大きな不安がAさんを襲います。そのようなときには、帰宅してから妻に当たるということを繰り返していました。

精神科医は、療養期間は一般の休日とは異なることを話し、療養のために有益な時間を過ごすように指導しました。ギャンブルやたびたびの飲酒は療養に反するが、散歩、図書館や寺社仏閣、美術館等に行くことは療養の一環として考えられることを説明しました。意欲の出てきたAさんは、散歩をしたり図書館に行ったりするようになりましたが、その後は疲れて昼寝してしまい、起床の時間はまだ一定ではありませんでした。

精神科医は外出ができるようになったことを支持し、今度は生活のリズムを整えていくように提案しました。具体的には、ばらついていた服薬の時間を一定にし、起床そして就寝の時間を一定にするということです。また二度寝や昼寝をしないようにという指示もすることにしました。臨床心理士とのカウンセリングでも、積極的に自らの思いを表現できるようになってきていました。Aさんは、その頃から復職のことを考え出しましたが、特に上司の係長のことを思い浮かべると、不安で落ち着かなくなります。通勤訓練のつもりで職場のある駅の近くに行っただけで、気分が落ち込んでしまうということも伝えられました。そして、時には転職しようと考えることもありますが、なかなかそれを決心するには至りません。

しかし、一方でAさんは、自らの不安を臨床心理士にぶつけながら、少しずつ気分がなごんでいくのを自分自身で感じ取ることができるようになりました。また、自らが過去にほとんど叱られた経験がなかったことや他者の気持ちに思いを巡らせたことがなかったことにも気づきました。Aさんは、他者がどのように自分を評価しているのかについて気にしていたのですが、一方、自らの振る舞いが他者にどのような思いを抱かせるかについては、ほとんど考えたことがなかったことについても自覚できるようになりました。

それとともに、係長の思いや性格の特徴について何となく理解できるようになり、叱責のすべてを肯定できるわけではないが、職責上やむを得ない発言もあったのだろうと思えるようになっていったのです。［藤本］

精神科医はどのように治療をするのか

Aさんは、毎週指示通りに受診し、心理検査を受け、その後は精神科医の診療とともに、臨床心理士とのカウンセリングにも通うようになりました。精神科医は症状のチェックと日々の生活、過ごし方及び服薬など療養上の指導、教育について受け持ち、臨床心理士は特に内面的な思いへの理解を示すとともに、心理面の分析、ストレス対処などについて話し合うという役割分担を定めました。

Aさんは休職を続けること、抗うつ薬や睡眠薬を投与することで、症状の訴えは少なくなり、徐々に状態は改善していきます。しかし、休職後一ヶ月くらいまではあまり積極的に外出したり、何かの目的をもって行動してみようという気になりません。うつ病の症状の時間的な推移を見越した上で、精神科医は休養を開始した一ヶ月程度は、とにかく睡眠を取ってゆっくりするように、指導します。もしも退屈を感じてどこかに出掛けたいと思えばそれでよいが、あえて何かのことを自分に課す必要はないことも指示します。この時期はAさんの経過を診療のなかで観察し、本人の重荷にならないと判断すれば、カウンセラーに心理検査のオーダーを出すことにしています。

心理検査を受けてもらうということは、Aさんの職場環境についての問題も承知はしているが、自分のこころの問題にも向かい合ってみましょうというメッセージを含んでいます。

薬物療法を続けていくうちに、Aさんのこころにも少し余裕が出始め、外出するようになりました。しかし、パチンコやたびたびの飲酒については、療養している状況にそぐわない行動でしたので、注意を促し（もちろん強要ではありません）、前述のような外出場所についての提案を行いました。また、この頃には心理検査が終わり、カウンセラーにより心理検査についてのフィードバックをAさんに行うとともに、カウンセリングに導入することができました。

その後、外出することも増え、活動性が徐々に上がっていくなかで、Aさんは少しずつ復職のことを考えるようになっていきます。臨床心理士とのカウンセリングのなかで、上司である係長との関係の問題、仕事内容に対する不安や職場での自分に対する評価についての葛藤なども語られました。一方で、精神科医は生活リズムの確立を目指していくように指導しました。心理的問題の解決とともに、現実に復職あるいは転職できる生活状況の確保も大きな課題であるからです。

しかし、復職のこと、職場のことを考え出すと、Aさんは時には不安になって考え込んでしまい、朝の起床が遅れ、昼寝や二度寝をしてしまうことが一時的に増えました。生活のリズムを観察していると（Aさんに起床就寝、食事、行動などについての日々の活動記録表をつけてもらっています）、Aさんのこころの揺れを読み取ることができます。

精神科医そして臨床心理士との診療、カウンセリングを続けていくうちに、Aさんの不安は三、四ヶ月の経過のなかで徐々に和らいでいき、復職していこうと決意することができるまでになります。

Aさんの治療は、抗うつ薬、抗不安薬、睡眠薬を処方した薬物療法、精神科医による精神療法、そして臨床心理士による専門的な心理カウンセリングを行い、さらに職場側の復職への配慮が相俟《あいま》って、復職に向けての準備が徐々に進んでいきました。

復職までの六ヶ月間、Aさんの状態は時の経過とともに変化していきました。休職当初の一～二ヶ月間は、まず職場から離れ、ストレスや緊張から解放されたゆったりした状態を保つことを目標にします。たとえるなら、精神的エネルギーの回復を図ろうとする時期です。その後は、退屈を感じ、そして少し焦りも感じるようになってきます。それは、現実を見直す時期に入ってきていることでもあります。Aさんは、四ヶ月を経った頃より復職していこうとする気持ちも安定し、復職準備に自ら能動的に取り組むようになりました。生活のリズムを整え、就労を想定して日中の活動性を増やしていき、どのようなことが自らの心理的負担になっていたのかを整理して、復職後生じる可能性があるストレッサーの対処法についても、治療者と一緒に考えていきました。

時間を待ちながら、少しずつでも変わっていくAさんを、精神科医も臨床心理士もそれぞれの立場から支え援助することで、Aさんは一抹の不安を抱きながらも、復職を目前にする状態に至ったのでした。［藤本］

臨床心理士はどのようにカウンセリングをするのか

心理検査のフィードバックを行った翌週から、カウンセリングが始まりました。週に一度、月曜日の午前九時半からの三〇分間という枠組みで行うことを事前に取り決めていました。カウンセリング開始時刻の五分ほど後に、Aさんはクリニックに駆け込んできて、心理室に入室した際には、まだ呼吸が乱れ、顔には汗をかいていました。カウンセラーはAさんをねぎらいながら、着席を促し、午前九時半からの時間帯に来院することについて尋ねると、決められた時間までに行かなくてはならないということがプレッシャーになり、昨日の夜はほとんど眠れなかったと語られました。遅刻については、「一度目から失敗したような嫌な気分になりました」と述べてため息をつきました。カウンセラーは、状況を失敗か成功かの二者択一として読み取る傾向と、失敗体験への過敏さ、気分と身体反応の結びつきの強さを感じましたが、初回のカウンセリングなので、あえてそのことを取り上げませんでした。

この場で話し合っていきたいことを尋ねると、それには直接答えず、「そもそもカウンセリングにはどのような意味があるのですか」と問い返してきました。どのような思いからそのような問いかけをするのかを尋ねると、Aさんは「医師の指示に従って受けることにしたけれど、自分にとって毎週、この時間に来ることが結構プレッシャーになりそうなので、意味を知っておきたくて」と答えました。カウンセラーはAさんの不安を受け止めつつ、カウンセリングとは「絡み合った糸のようになっている悩みごとや困りごとを患者さんとカウンセラーで眺めながら、二人で話し合ってほぐせる糸口を探していくような作業」のようなものだと説明しました。「一人では解決法がわからないことも、二人で問題を考えていくと見えてくるものもあるということですね」と腑に落ちたようでした。「でも、何を話し合っていきたいのか、自分ではわからないです」とAさんは不安げな表情を浮かべましたので、カウンセラーは、このような状態に陥った経緯についてのAさんの話を聞きながら、何が問題なのかを二人で話し合っていくことを提案しました。Aさんはそれに同意しました。

上司の係長が代わったことで生じた職場環境の変化が、Aさんにとってはいかに苦痛なものであったかについて切々と語られました。上司からの具体的な指示がなく、複数の案件が重なっていくなかで、どの案件から処理をすればよいのか途方に暮れることが幾度もありました。Aさんはいつも仕事の心配をしていたので、帰宅後や土日までずっと仕事のことに「支配されていた」状態だったそうです。入眠時に考え過ぎてしまって眠りづらくなる夜が続きました。次々にネガティブな想像をめぐらせてしまい気分が滅入ってくるので、考えることを必死で止めようとしていたこともあったと語りました。

そんななか、Aさんが必死の思いで仕上げた書類に関しても、上司は「重箱の隅をつつくような感じで」細かいミスをチクチクと指摘してくるので、Aさんは上司に声をかけられるたびに動悸が激しくなるようになりました。身体反応は徐々に激しさを増し、会社の建物を見るとドキドキしてきたり、通勤電車のなかで気分が悪くなったこともありました。カウンセラーはAさんの語りに耳を傾け、時折、語られた場面で生じていた感情がどのようなものであったのかをAさんに問いかけながら明確化していきました。

カウンセリングの初めの頃は「ストレスとか何も感じていなかったけど、あえて言うなら身体の不調がストレスだった」と、Aさんは繰り返し、身体症状が起きていたことの苦痛を語りました。その後、回を重ねるごとに、そのときの身体症状と心理面の状態が結びついていき、「自分ではそんな感情に気がついていなかったかもしれないが、こころでは不安や焦り、上司や職場に対しての怒りもあったように思います」と語るようになりました。「Aさんの身体《からだ》は、気持ちの代弁者かもしれないですね」とカウンセラーが伝えると、「これまでのことを振り返ると、確かにこころが感じ取るよりも早く、身体のほうが受け止めている気がします」と答えました。Aさんの言葉を受けて、身体の反応を手掛かりにして、そのことに伴う気持ちをこの場で振り返っていくことになりました。

カウンセリングが進んでいくうちに、感情や気分を表現する言葉のボキャブラリーがAさんのなかでどんどん増えていきました。通勤していくサラリーマンの姿を見たときにイライラしてしまい、妻に当たることで解消していたことについて、「本当は焦りや悔しさや自分に対する腹立たしさがあるのだと思います。きちんと働けている人たちと現在の自分の姿を比べてしまって、みじめな気持ちにもなりました。もやもやした気持ちを妻にぶつけてしまっていた。本当は妻には申し訳ないと思っているし、感謝もしているのに」と涙ぐむこともありました。カウンセラーはAさんの辛さや苦しさを受け止めながら、自分自身の振る舞いについて誠実に向き合っていることが今後につながるのではないかと伝えました。［関根］

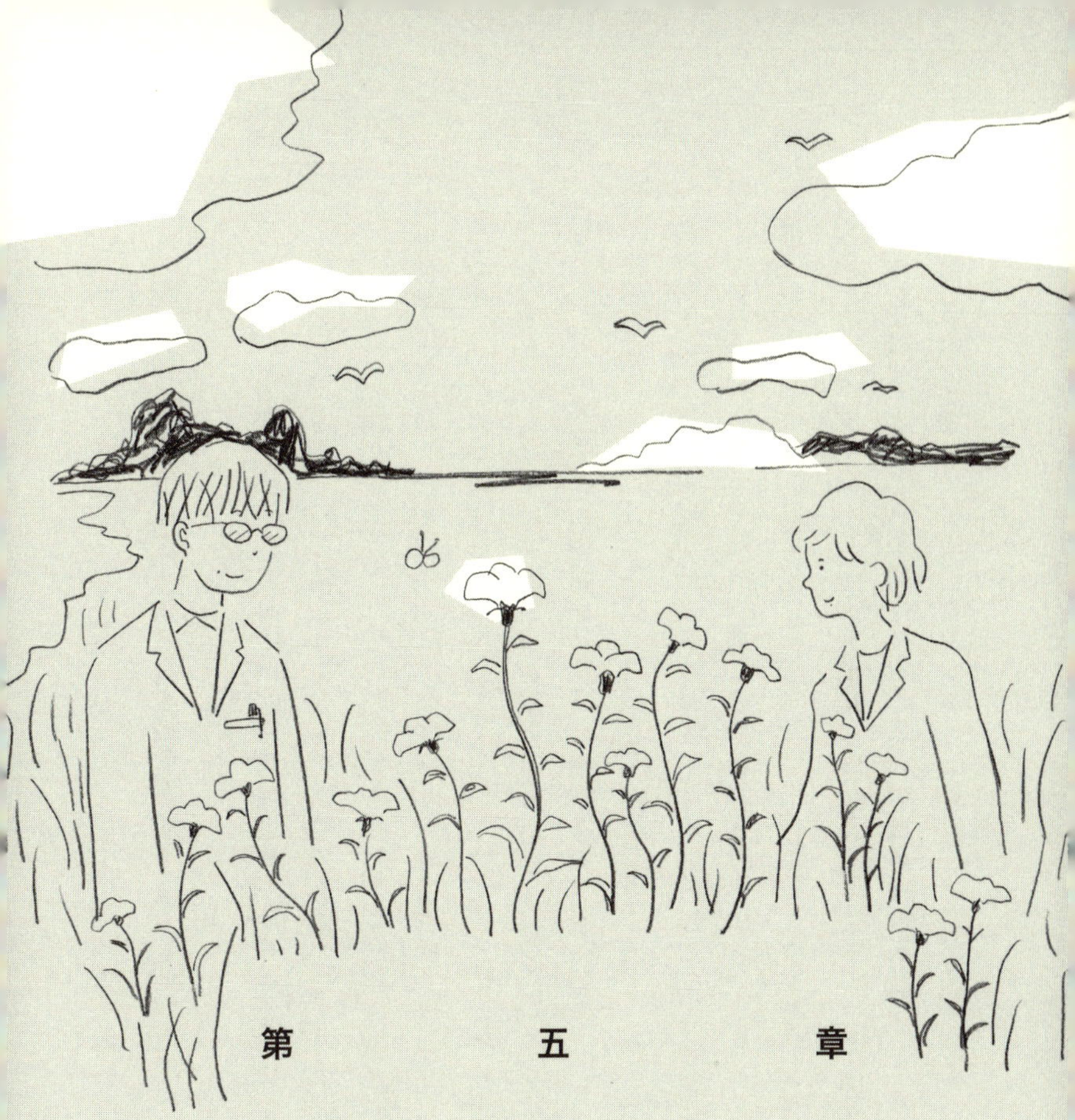

第　五　章

“治る”とは どのようなことか

―治療の終結と再発防止―

治療が進んでいくなかで、患者さんの状態が回復していきます。医師とカウンセラーは治療を終結させるときに、どんなことを大事だと考えているでしょうか？

精神科医療で〝治った〟とは何を意味するのか

何をもって治療の終結とするのかは、精神疾患では外科的疾患や風邪、胃腸炎などと同じように判断できるものではありません。前章でも書いたように、精神疾患が改善したことについて、完治とか治癒という用語を使わずに、寛解や回復という言葉を使います。これは精神疾患に対して、〝治った〟と断言するには躊躇《ちゅうちょ》してしまうところがあるからです。

患者さんの症状が改善し、規則正しく生活できるようになったときは〝治った〟と言うこともできるでしょう。あるいは復職できたのであれば、〝治った〟と言ってもいいように感じられるでしょう。復職ができて、元気になっているのに、なぜいつまでも薬を服用し、受診を続けなければならないのかと不思議に思う人もいることと思います。

精神科医療では、再発予防という点も、治療の終結に組み込まなければなりません。症状が消失し、日常生活や社会生活におおむね支障を来《きた》さなくなっても、それで治療の終結とはいかないこともあります。精神科医療の終結はカウンセリングの終結も意味しますが、カウンセリングを終結しても精神科医による診療を継続することもよくあります。

診療が患者さんへの押し付けになることは避けなければなりませんし、患者さんも早期の治療終結を希望していることでしょう。精神疾患の特徴を患者さんに理解してもらいながら、治療の終結を決定していきます。もちろんその決定には、精神科医とカウンセラーの意見や情報の交換が有用であると考えています。［藤本］

1 精神科診療の終結とは

〝治る〟ことに関わる要因

〝治った〟ということを考えるのに大切なポイントは、なぜ発症したのか、そして発症の要因となったことは解消できたのかということです。第三章に解説したように、精神疾患は生物学的要因、心理学的要因、そして生活環境要因つまりストレスの三要因がからみあって発症に至ります。

生物学的要因については、服薬等の手段によって脳の機能が正常に働くようになれば、〝治った〟という状態だと判断されますが、血圧が降圧剤によって、あるいは糖尿病が抗糖尿病薬やインシュリンによって数値として正常化しているからといって、断薬すると元に戻ってしまうのと同じことが、向精神薬でも起こる可能性があります。しかも断薬による影響を簡単に数値化することや、短期間に効果がどう変わるかを明確にすることはできません。したがって、減薬していくのにも患者さんの状態の推移を見ながら、段階的に行うことが必要であり、症状の改善を基準にするだけでは服薬の必要性を評価できないところがあるのです。

また、認知行動療法等の心理療法を用いて、本人の性格や考え方の癖を見直していこうとしても、それがすぐに実践に使えるわけではありませんし、家族構成や職場や学校などの環境要因を急に変えることもできません。患者さんのほとんどが、発症当初に強くストレスを感じていた環境（職場や学校）に復帰するわけですから、〝治った〟といっても、原因となった三要因がすべて改善されたというわけではないのです。

それでも、事例としてあげたように、Aさんは復職していきます。復職に不安や恐怖を感じながらも、それに対応する〝力〟を以前よりは補強して、そして休養することで精神的エネルギーを補充して、復職していくのです。このことは、人間は〝変われる〟ということを意味していますし、〝治る〟ということは三要因のそれぞれに変化が生じてこそ、可能なことだと思うのです。

薬物療法の効果、精神療法やカウンセリングでのさまざまなやり取り、さらに復職していく職場での理解や配慮が相俟って、患者さんの症状が改善し、復職が可能になっていくのです。そして、その後の復職経過が順調に進むことによって、治療の終結に近づいていくのです。

診療終結のさまざまな様態

精神科診療では〝治る〟ことがゴールであっても、それをもって身体疾患のように完治、治癒という言葉を使いづらい点については、理解してもらえると思います。それゆえに、〝治った〟けれど、どこかに〝危うさ〟を残している患者さんも多いということになります。

現実には、病院やクリニックに受診する必要がなくなればいいわけですし、薬を服用することなく、日々の生活を過ごすことができるようになればいいのです。ところが、精神疾患によっては再発の危険性が高いものがあり、そのリスクを考慮して、治療を継続することもあります。精神科診療の終結を判断する境界はあいまいであるとしかいえず、精神疾患の特質だけではなく、個々の精神科医の姿勢や考え方に左右される部分があることは否めません。

実際の精神科診療やカウンセリングの終結については、患者さんから終結を希望される場合もあれば、精神科医やカウンセラーから終結の提案をすることもあります。また、診療の継続については患者さんの意思に任されるわけですから、予告することなく、ある時期から受診しなくなることも多くあります。患者さんの症状がおおむね改善されている場合はさほど心配しないのですが、いまだ不安定な状態での診療の中断は、治療者にとって気がかりなことです。しかし、医療現場では、治療者側から患者さんに接触を図ろうとすることは基本的にはできないのです。［藤本］

2 回復期から終結期のカウンセラーの関わり

回復期の関わり――「できそうなところから始めてみる」

カウンセリングの終結について記述する前に、回復期の関わりについて触れておきます。症状が重いときには、薬物治療と並行して、睡眠の確保など心身を休めることが必要です。その時期を経て回復期に差しかかると、心理療法でストレスを振り返ったり、日常生活をどう整えていくかを相談したり、今後想定されるストレス状況にどのように立ち向かっていくかを考えることが有効です。

睡眠や食生活などの基本的な生活態度を整えていくことは重要なことで、生活と身体を整えることで精神面が落ち着いていくことは実際によくあります。生活リズムの改善に役立てるために、「早く眠らないといけない」と夜中に気になって何度も時計を見てしまう患者さんに対して、「時計を見ることをやめて、様子を見てください」とアドバイスすることもあります。時計を見ることで、「あと○時間しか眠れない」と不安が高まって、かえって交感神経が活性化してしまい眠りづらくなることがあるからです。

また、一刻も早く生活リズムを整えなくてはならないと、昼夜逆転の生活を一気に通常に戻そうとして失敗を繰り返し、「意志が弱い」と自分を責める人もいます。これに対しては、意志の強弱の問題ではなく、そもそも生理的な生活リズムを急に変化させることは誰にとっても困難であることを伝えます。「まず三〇分、早く起きてみましょう」というように、もう少し実現可能性の高い程度に目標を修正することを提案することもあります。このようなやり取りのなかには、疾患の予防に役立つ知識も多く含まれていますので、日常場面で取り組んだことを心理面接のなかで振り返ることにより、自分のものとして体得していくようにサポートしていきます。

活動性を上げていくことも、仕事に復帰するうえで大切なファクターです。ただし、その場合も、いきなり負荷の高い目標を立てないようにしていくことが肝要です。「毎日ジョギングすべき」とか、「復職時に休んだ分の遅れを取り戻せるように実務の資格を取らなくてはならない」など、義務的な見地から活動性を上げていくと息切れしてしまいます。患者さん本人が「やってみたいと思える」ことを見つけていき、「できそうなところから始めてみる」ことを勧めることが有効である場合が多いのです。

治療の成果が上がって回復期に差しかかり、復職という目標が現実味を帯びてくると、「周りの人は自分のことをどのように受け入れてくれるのか」「前のように仕事ができるのだろうか」など、復職時に想定される不安が浮かんできます。カウンセラーはそのような不安を感じることは当然であると受容しつつ、「どうしようもないこと」と「なんとかなりそうなところ」を患者さんに仕分けしてもらうように働きかけます。

過去や将来、他者に対する不安や恐怖は、自分の力では「どうしようもないこと」に根差していることが多いものです。すでに起きてしまったことを変えることはできませんし、これから起きてしまうことを確実に予測することもできません。さらに、自分がほかの人からどう思われるか、どのように扱われるかを自分で操作することもできません。「なんとかなりそうなところ」は、「いま、ここ」において「自分」が「行動」することで変化させることができることです。「どうしようもないこと」に対して不安や恐怖、無力感や怒りなどのさまざまな感情が存在することを認めつつ、「なんとかなりそうなところ」を見つけていくことが回復期から終結期に至る心理療法のテーマとなります。

そのような心理療法の経過中に、「そもそも業種や職種が自分に適していないのでは」と訴えられることがしばしばあります。復職したのちに再び失敗することへの恐怖感を反映している場合もあれば、実際に別の仕事に従事したほうが本人の適性を活かすことができると考えられるケースもあります。具体的な問題点を話し合い、得意不得意などをある程度カウンセリングの場で確認しておくと、復職面談などの際に本人から職場へ自らの不安や適性を伝えやすくなると考えられます。カウンセリング終結に向けて、ストレスへの対処法などのセルフケアだけでなく、職場の人といかにつながっていくかを考えていくことも課題になります。

回復期の状態には波があり、調子がよい日もあれば、あまりよくない日があるのが当然です。患者さんは、調子のよい日が続くと「治ってきた」と安堵します。それなのに調子が崩れてしまうと、「再発ではないか」と強いショックを受けて大きな不安に襲われることになります。健康に日常生活を送っている人にも生理的なバイオリズムがあるように、心身の状態には自然な波や揺らぎがあります。心理療法のなかでも折にふれて、よくなったり悪くなったりを繰り返しながら、少しずつ調子が上向いていくものであるという道しるべを示すことが重要です。

回復期になると活動エネルギーが上がってきますが、それに伴って葛藤が表面化することがあります。つまり、急性期の症状が落ち着いて、根源的な問題が顕在化してくるのです。職業生活や家族関係にとどまらず、いかに生きるかという実存的な問いがカウンセリングの場で話し合われることもあります。また、回復期には現実からの回避行動である希死念慮が浮かぶ患者さんもいますので注意が必要です。もしも、自傷や自殺の可能性が感じられるならば、急いで医師と相談して対応を考える必要があるでしょう。

カウンセラーが〝治った〟と感じるのはどのようなときか

カウンセラーは「別れ」を非常に大切に扱います。クライエント（患者さん）と出会った瞬間から、必然的に別れが内包されている関係性だからでしょうか。クライエントが快《かい》癒《ゆ》に向かう喜ばしい別れであってほしいと切実に願っています。

精神科医療の現場での患者さんとカウンセラーの別れには、さまざまな形があります。医療としての治療が完結するとともにカウンセリングが終結することもありますし、心理療法は終わっても、診療の継続が必要なため通院を続けるケースもあります。

カウンセラーにとって患者さんが〝治ってきた〟と感じられるのは、患者さんが自分自身の内面を冷静に振り返ることができてきたときです。たとえば、「自分にとって何がストレスになっていたのか、日常生活を振り返って考えると、上司の言葉に怒りを感じたけれど、実は自分ですべてを抱え込んで、憂鬱になっていた面もあったことがわかりました」と患者さんが自己分析したことがありました。その患者さんはカウンセラーと話し合っていくなかで徐々に自分の性格の問題点に気づき、少しずつ周囲に相談することができるようになりました。さらに、この患者さんは身体的症状として耳鳴りが起こっていましたが、最後の面接では、「耳鳴りは自分のこころのSOSだと思っています」とも語っていました。相手の問題と自分の問題を切り分けながら、自分の性格や考え方、身体とこころの関係を理解して受け入れられるようになることは、回復の大きなステップなのです。

カウンセリングの終結の難しさ

患者さんもカウンセラーもともに心理療法の作業に納得できている状態で、何となく別れの時期が近づいている予感があり、どちらともなく話題に出るという形が終結の理想ではありますが、毎回そううまくは運びません。

うつ病で休職して復職していく患者さんのように、職場復帰したために面接の時間枠に来られないという現実的な事情で、心理療法の終結を迎えることはよくあります。そのほかにも、転勤や引っ越しなどで地理的に通えなくなることもあります。一方、カウンセラーの側の事情で終結や引き継ぎを患者さんに打診するケースもあります。

時には、カウンセラーと患者さんの相性やカウンセラーの力量の問題、心理療法を受ける患者さんの準備性の問題など、さまざまな要因で終結まで至らず中断となってしまうケースがあります。患者さんが医師やカウンセラーに心理療法の中断を申し入れることもあれば、突然来なくなることもあります。ほとんどのカウンセラーが中断を経験し、そこから多くのことを学ぶといわれています。その際にカウンセラーは、心配や不安、無力感、自責感など、さまざまな辛い感情を体験します。そして、カウンセラーの指導者であるスーパーバイザーに指導を受けたり、治療に関わる複数の人によるケースカンファレンスなどで事例を問い直したりして、中断について向き合うことが求められます。

一方、心理療法で扱う作業はほぼ終結し、そろそろ終了としてもよいのだけれど、何となく別れがたいときもあります。惰性や依存など、さまざまな要因が考えられますが、そういうときには、クライエントの側だけでなく、カウンセラーの側に起きている感情に目を向けて考えることも大切です。成長した子どもをもう少し長く見守っていたいという親のような心情になっていることもあり、カウンセラーの感情が患者さんとの関係性に影響して、離れがたい思いにさせている可能性もあります。終結を先送りしている要因がカウンセラーにあるのではないかと、カウンセラーは自分自身に対しても常に観察する視点が必要です。

心理療法で行われる別れの作業

患者さんの現実に即した終結であれ、カウンセラー側の事情での終結や引き継ぎであれ、患者さんが体験するのは目の前の担当者との別れです。終結を踏まえたカウンセリングでは、今までの経過について振り返る流れになることが多いです。カウンセリングを受けてみた感想として、「人生で一番苦しかった時期に、一緒に険しい山を登った相方を失うような感じがします」と表現する人もいましたし、「自分には姉はいないけれど、もしいたらこんな感じだったのかな」と涙を浮かべる人もいました。

一方、終結が合意されてから最後のカウンセリングまでの間に、心理療法に対する不満や不全感を露わにされる人もいます。その思いを受容しながらさらに話し合っていくと、理不尽な現実に対する無力感と怒りや、取り残されてしまうような不安や寂しさがあることがわかったりします。どのような思いであれ、別れに接したときの患者さんの思いを尊重し、大切なものとして扱うことに意味があると感じています。

終結時には、「困りごとがあれば、またクリニックにお越しください」と心理療法の窓を開いておきます。また出会う可能性を残しておきながら、カウンセリングを終えます。「心配だからちょっと話を聞いてもらいたい」とフォローアップのような形で同じカウンセラーに短期のカウンセリングを望まれる人もいますし、時間が経過したのちに心理的な危機を感じて別のカウンセラーとのカウンセリングにつながる場合もあります。患者さんの今後のために、心理療法の門戸を開いておくイメージです。

イギリスの精神分析家ウィルフレッド・ビオンは「ふたつのパーソナリティが出会うとき、そこに情緒の嵐が生まれます。おたがいが気づくほどに接触するなら、あるいはおたがい気づかないほど接触しても、そのふたりの結合によってある情緒状態が生み出されます」と述べています。「私たちが出会っていることは、それだけですでに何かがふたりそれぞれに生じている」ということです（松木邦裕『私説 対象関係論的心理療法入門』金剛出版、二〇〇五年）。

出会いの密度によって、「情緒の嵐」の起き方は違います。人と人の感情の交錯を〝風〟にたとえるとすれば、すれ違いレベルのささやかなそよ風の場合もあれば、台風並みの激しい突風が巻き起こる場合もあります。前述したように、心理療法は日常生活ではほとんど有り得ないような設定のなかで人と人が出会いを重ねていきます。その風の強度や質は、初対面のときと、数回の心理療法を経たときと、数十回重ねたときとでは違ってきます。緊張感をはらんだ硬質の風が徐々に湿度と速さを増していき、轟音を立てて吹き荒れるようになり、二人でともに耐えていくにつれて風が治まっていき、穏やかな凪《なぎ》になる、そんなカウンセリングもあります。無風と突風が交互に来るようなカウンセリングもあります。同じ患者さんとの面接でも、一日として同じ風が吹くときがありません。改めて、心理面接は一期一会であると思います。［関根］

3 再発を防止するために

精神疾患の再発はなぜ多いのか

診療の終結の決定が、精神科医やカウンセラーにとって難しいのは、再燃や再発がしばしば起こるからです。このことは、精神疾患に治癒や完治という用語を使いにくいもう一つの理由になります。復職がスムーズに進み、その後も就労を続けることができる患者さんもいますが、なかには復職してもすぐに再発して、出勤が継続できなくなるケースがかなりあります。また復職後二〜三ヶ月して再発してしまう事例、その後しばらくして生じた人事異動や人間関係のトラブルなどを契機として、症状の再燃を見るケースもあります。

なぜ精神疾患に再発が多いのかということですが、それについては前述した精神疾患発症の三要因に関係しています。生物学的要因では、患者さんがよくなったと自己判断して服薬や受診を中断したことが再発につながったと推測される事例が、しばしばあります。

また、復職するための心構えや準備が不十分だったために、同じ職場環境に戻ると症状が再燃してしまったという事例も少なくありません。このような事例では、患者さんに対する心理教育や精神（心理）療法が不十分だった可能性、あるいは職場での復職を支援する体制が不十分だった可能性があります。

そもそも人間の能力や性格、考え方や物事のとらえ方はそうたやすく変えることができないものです。精神療法やカウンセリングを続けて、ストレスに対する対応法を話し合ってきたはずなのに、現実にそのような出来事が起こってしまうと上手にそれに対応することができず、再休職に至る事例があるのは否定できません。

さらに、復職後の職場環境の調整についても、職場にとってできることとできないことがありますし、患者さんの希望に合わせることが難しいこともあります。職場では、復職していくときの配慮は講じても、それをいつまでも認めるわけにはいかないでしょう。

しかし、精神疾患の再発を悲観する必要はありません。もう一度仕切りなおして、療養に取り組んでいけばいいのです。精神科医やカウンセラー、そして患者さんも家族も職場も、再発の要因となったことを整理して再考していければいいと思うのです。［藤本］

再発予防を踏まえた治療終結を考える

精神疾患では再発事例が多いゆえに、何とか再発を予防できるような治療上の工夫が必要になってきます。

たとえば、休職中の患者さんが復職可能な状態に近づいてくると、生活リズムを確立し、できるだけ出勤を想定して毎日の生活を送るように指導します。決まった時間に起床し、出勤時間に合わせた通勤訓練を行い、日中もできるだけ活動性の高い生活を送れるようになると、患者さんの復職についての不安は和らいでいきます。このような枠組みができあがることは、患者さんの復職への自信にもつながります。

復職後も決して油断することなく、体調の自己管理に心掛けるよう注意することが必要です。当初は特に睡眠の確保が大切ですし、生活リズムをできるだけ守るように、また服薬についても医師の指示に従うようにしなければなりません。職場で発生した悩みやストレスはできるだけ上司と相談するなど職場で解決し、自宅での休息の時間に持ち越さないようにすることも大切です。また、体調の不良を感じたときにどのように対応すればいいのかについても、精神科医やカウンセラーと話し合っておかなければなりません。

ほとんどの場合、患者さんの症状が改善し、復職できたからといってそれで治療が終結するわけではありません。事例で取り上げたAさんのように、復職後も診療やカウンセリングをしばらく続けます。そして、ＯＭＣＩクリニックでは、就労状況や健康状態が安定してくると、一般にはカウンセリングを終了し、一ヶ月に一回程度の診療をしばらく継続するようにしています。また、薬物は再発予防のために少量継続してもらうことが多いですが、不投薬で経過のみを観察するケースもあります。服薬の必要性については、精神疾患の種類によって異なりますので、精神科医の説明をよく聞き、必要な場合には納得したうえで服用することが大切です。［藤本］

再発を予防するためのカウンセラーの関わり

過去に休職と再発を繰り返している人の場合に限らず、再発予防は大切なカウンセリングのテーマです。心理療法を行っていて復職した多くのケースでは、しばらく心理療法を続けます。そのときは、一週間に一度のペースで面接していたところが、隔週になり、一ヶ月に一度となり、徐々に間隔をあけてフォローアップしていくことが多いです。職場が設定した復職支援プログラムに沿って勤務時間が延びていくのに合わせて、カウンセリングの時間や間隔などの設定を変えていくこともあります。「回復と自立」に向けて、現実が規定する原則に沿っていくことは、重要なことと考えられます。

心理療法での再発防止という点では、自分自身にプレッシャーをかけすぎないようにすること、一人で抱え込まずに家族や上司や同僚などに相談するようにすることを支持していくことが特に大切だと感じています。

休職から復職するときには、誰しもが大きな不安を抱き、プレッシャーを自分に強くかけてしまいがちです。しかしながら、復職にあたりどのくらい配慮されるかなどは職場の事情によってまちまちですし、すべてにおいて物事には本人の心がけ次第で何とかなることとどうにもできないことがあります。ですから、「なるようにしかならない、まあやってみよう」との言葉を患者さんが漏らしたときには、カウンセラーは少しホッとします。

また、それまでの心理療法のなかで、自分の気持ちより他者の気持ちを考慮して自分自身を苦しくさせていることに気づいている場合には、最後の作業として「人に心配をかけることや頼ること」について話し合うことが大切です。心理面接を通して自分自身の不安に向き合うことに慣れていき、職場の同僚や家族に相談することへの心理的なハードルが下がって、人とつながることができるようになれば、さまざまなストレスに直面しても対応できる可能性が高くなります。こうしたことが、再発予防につながっていくと思います。

［関根］

4　治るために必要な援助

治療者と家族や職場の協同

症状の改善とともに勤労者の場合は復職がスムーズに行えることが重要ですが、それには、患者さんと治療者（精神科医とカウンセラー）との関わりのみではなく、家族の支えとともに職場の配慮が欠かせません。家族にしろ職場にしろ、まず大切なのは精神疾患をどのようにとらえるのかということだと思います。精神疾患にはいろいろな種類があるので、その理解も疾患により異なってきます。しかし、病気は本人が罹りたくて発症しているのではないというのは、どの精神疾患にも共通しています。家族や職場の人は、さまざまな症状が本人から発せられたなんらかのSOSであるということを理解し、「発症している」ということを、患者さんに起こった事実として受け止めていくことが必要です。

疾患と病期に応じて、家族や職場は対応を変えていかなければならない部分がありますが、どのような精神疾患であれ、当初は患者さんがゆっくりと静養できる環境を整えてあげることが大切です。こころの疲れを癒す場としての家庭と家族の心理的支えは症状の改善に必須だと思います。そして、病状が少し改善してきたからといって家族や職場は焦らないことが重要です。少し改善がみられたからといって、早く仕事に戻ってほしいなどと先走って要求しないことです。家族や職場が患者さんをどっしりと見守っているという姿勢が、患者さんのこころを穏やかにし、症状をより改善する方向に導く力になります。

一方で、病状がより改善してくれれば、時には患者さんに少し弾みをつけてあげることも必要になってきます。本人にためらいがある場合には、負担にならない程度に上手に後押ししてあげることが役立つこともあります。たとえば、病状が改善し、復職が近づいてきているのに、本人が起床しにくそうにしている場合には、寄り添って起こしてあげることも必要ですが、決して押し付けにならないように配慮しなければなりません。以前はうつ病の患者さんに、「激励しないように」と言われていましたが、最近のある種のうつ病に対しては、「優しく励ます」「穏やかに後押しする」ことが効果的なケースが少なからずあります。

ところで、ある人に精神疾患が発症すると、その家族は本当にたいへんです。家族としてどのように対応すればよいのかと、受診に同伴される人もいますが、精神科医としては家族の同伴受診はとてもよいことです。家族から伝えられる情報が意味を持つこともありますし、家族としての対応を精神科医からアドバイスすることもできます。家族の方には、病院やクリニックに遠慮せずに同伴受診していただき、病気を共有しながら治療を進めていければばと思うのです。

また、精神疾患による休職者の増加とともに、厚生労働省では精神疾患の職場復帰支援についてマニュアル化した「心の健康問題により休業した労働者の職場復帰支援の手引き」を二〇〇四年一〇月に作成し、二〇〇九年三月にはそれが改訂されています。現在、事業所ではその手引きに基づいて、精神疾患患者の職場復帰支援プランを作成し、復職時に大きな心理的負担がかからず、復職がスムーズに進んでいくように配慮がなされています。

さらに二〇一四年六月の労働安全衛生法改正により、五〇人以上の労働者がいる職場では、ストレスチェックが義務づけられるようになりました。その法案により、事業所では労働者を対象にして、ストレスチェックを二〇一五年一二月より一年間の間に行わなければなりません。

ストレスチェックとは、労働者が自らのこころの健康状態を知るための質問紙検査であり、労働者はストレスチェックの結果について、各個人に知らされ、それを自らのこころの健康状態についてのセルフチェックに利用します。職場は労働者個人についてストレスチェックの結果を知るのではなく、部署別などの集団分析の結果を知り、それにより職場環境の改善を試みる必要があります。勤労者にはストレスチェックを受けるように指示があり、その判定結果が各個人に返されるようになることと思います。これは職場には労働者のこころの健康を守る義務があることを示すもので、職場が今後も精神疾患者の予防や対策に協同していくことを促す制度にもなるものと思います。

治りにくい精神疾患にどう対応するか

精神疾患は、治療を終結できる事例ばかりではなく、なかには発病してからずっと治療を継続していかなければならないこともあります。精神科医として何十年も治療を継続している事例もありますし、不完全寛解といえる状態で、診療の継続を行っている事例もあります。そのような意味で、精神疾患のいくつかは、糖尿病や高血圧などのような慢性疾患でもあるのです。

特に統合失調症や双極性障害（躁うつ病）では、症状や状態が一時的に改善しても、再発予防の必要性も含めて、診療を長く続けていくことが肝要な事例があります。また、一般的に不安障害では、診療を打ち切ることに対する患者さんの不安があり、通院の頻度こそ低くなるものの診療の継続を患者さんから希望されることもよくあります。

診療すること、そして精神療法やカウンセリングが、〝治す〟ということのみではなく、患者さんの生活をより安定させることにつながるのであれば、それは意味のあることだと思います。なかなか以前のような精神的に健康な状態に戻れないが、不完全ながらでも社会生活や日常生活を維持していくことができるよう援助していくという役割が、精神科医やカウンセラーにはあるのです。

何より精神科医やカウンセラーは、病気（精神疾患）を診て（観て）いるというよりは、その人を、その人間を診て（観て）いる、あるいはその患者さんの生活がより安定していくように診て（観て）いるといっても、過言ではありません。そういう意味で治療者としての役割は、〝治す〟ことのみではなく、患者さんがその人らしく生きることができるように精神科医療の面から支えることであり、生活が守れるように側面から援助することでもあるのです。

精神科医とカウンセラーの治療における協同

これまで解説してきたように、精神科医とカウンセラーは同じ患者さんの治療に協同して関わります。精神科医は薬物療法とともに、精神療法や環境調整をしていきます。したがって、患者さんの家族や職場の上司（管理者）、人事労務担当者あるいは保健師などの産業保健スタッフと面談することもよくあります。またカウンセラーはより面接時間の長いカウンセリングを行い、そこではより密接に患者さんと関わることになります。

精神科医は、どのような治療方針をとっているのかということとともに、家族や職場関係者との面談結果などについて、カウンセラーに伝えるようにしています。またカウンセラーは心理療法の進み具合やその内容について（カウンセラーとしての守秘義務があるものは除きます）、精神科医に報告します。カウンセラーからの情報は、精神科医が把握できていないことであったり、精神科医とは別の方向からの観察所見や人間理解であることもよくあります。

私たちが患者さんに関わるときには、自ずと精神科医が父親的・兄的な役割を果たしており、カウンセラーが母親的・姉的な役割を担うようなこともよくあります。患者さんも精神科医とカウンセラーの違いを理解しており、精神科医とカウンセラーとではまったく違った顔を見せていることもしばしばあり、カウンセラーからの報告を聞いて、一時的には驚くこともあります。

しかし、精神科医とカウンセラーで話し合いをしていくと、その使い分けも患者さんにとって必然のものであり、決していい加減に面接を受けているのではないこともわかってきます。

精神科医とカウンセラーと両者で面談をしていくと治療の方向性がずれるのではないかと懸念されることもよくありますが、情報交換することで患者さんへの理解が深まっていくものだと思いますし、一定の約束事が両者で共有できていれば、方向性が異なって困ったという経験はありません。［藤本］

5 事例・うつ病のAさんの治療の終結

Aさんの治療終結までの経過

Aさんは不安や抑うつ気分、意欲低下などの症状が改善し、午後一一時には床に入り、午前六時半には起床するという生活リズムが確立してきました。また、起床後に食事を摂り、日中は復職を想定して図書館に出かけたり、パソコンを触ったりして、二度寝や昼寝をすることもなくなりました。カウンセラーとの面接のなかで、Aさんは復職に対する恐怖について見直すことができてきており、ストレス対応についても身についてきていると いう精神科医への報告がありました。

そのような状態を見て、精神科医は復職が可能であると判断し、その内容を記載した診断書をAさんに手渡しました。職場は主治医からの診断書を受け取り、産業医による復職面談を設定し、その後職場の管理者と人事労務担当者を交えて、Aさんの復職支援をどのように行っていくかについて、職場での検討がなされました。

Ａさんは復職していく意欲は十分である一方、「本当にうまく復職ができるのか」「職場の上司や同僚は自分を受け入れてくれるだろうか」などの不安を感じていましたが、職場側から、復職当初は無理のないようにし、そして段階的に復職を支援してもらえるという説明を聞き、少しは不安が和らぎました。

こうしてＡさんは職場側の配慮の下、治療を継続しながら復職していくことになりました。薬物については精神科医のほうで調整していましたが、症状が安定しだした頃より投与量を一定にし、その一定量をしばらく服薬しながら仕事を続けていくように指示していきます。復職初日の前夜はさすがに緊張しましたが、いつのまにか入眠でき、朝も決めた時間に起きることができました。出勤してみると、上司や同僚は以前と同じように自然に接してくれ、Ａさんの復職に対する不安、恐怖は徐々に薄れていきました。

復職当初の一週間は午前中で帰るように指示されていましたが、その後フルタイムの労働になっても、大きな不安や不調、疲れなどは感じることなく、順調に出勤を続けることができました。毎週行ってきた診療と臨床心理士によるカウンセリングも、二週間に一回に減らすことができました。治療の場では、職場であった気になる出来事や上司からの配慮や指導の内容について、Ａさんから積極的に語られました。

復職後二ヶ月で就業制限は少し緩和され、一ヶ月に二〇時間以内なら、時間外労働も可能になりました。その後も、Ａさんは順調に出勤を続け、復職後半年で就業制限のない通常勤務に復すことになりましたので、それを契機にして、臨床心理士のカウンセリングを終結し、少量の服薬を続けながら、月に一回の頻度で受診を続けるように精神科医は指示しました。

Aさんの治療は復職後二年間、少量の薬物療法と支持的な精神療法を続けましたが、経過は順調でした。そこで、その後は予約での診療とはしないで、使用するように指示した薬物が切れたとき、あるいは何らかの変化や負担の多い出来事が起こり、不安になったときにはすぐに受診するように説明し、Aさんとの定期的な診療は終了となりました。［藤本］

精神科医はどのように診療を終結させるのか

Aさんは精神科診療を継続していくなかで、生活リズムを整え、日中の活動性も増すようになり、復職への意欲と意気込みも確かなものとなっていきました。そして、心理的な準備も整えて、復職していくことになります。もちろん患者さんによっては、復職のみが選択する道ではありません。熟慮した後に、現在の職を辞し、転職や自営の道を選択する患者さんもあります。大切なことは、病的な状態ではなく、健康を取り戻してから自らの生きる道を熟慮することです。それは患者さん自身が決定することであり、治療者がどの道を選択するか、強要することではありません。

Aさんは元の職場に復職することになりますが、職場には復職者に対する安全配慮義務があり、患者さんがスムーズに復職していけるような、また再発を防止するような配慮を事業者側は検討します。具体的には、Aさんの復職時には最初の一週間は午前中のみの勤務とし、その後は定時間労働で時間外労働や休日勤務、深夜業務は禁止され、出張についても近隣のみに制限されました。それにより仕事内容や仕事量についても、職場の管理者が配慮します。そして、その状況での復職が順調に進んでいるのを確認して、Aさんの就業制限は、二ヶ月を終えた後に時間外労働を月に二〇時間以内とする制限に緩和されました。

このような復職時の職場側の対応については、産業医や保健師などの産業保健スタッフ、人事労務担当者と職場の管理者（上長）との相談でなされるのが一般的です。月に一回以上は、Aさんと産業医や保健師などの産業保健スタッフとの面談があり、職場での様子を産業保健スタッフは上長から聞き、職場の就労規則なども鑑みたうえで、Aさんの就労制限を決定していくのです。

Aさんが勤務する事業所は、このようなメンタルヘルス不調者の復職に対しての配慮システムが整っており、上司である係長の理解もあって、復職が順調に進んでいったものと考えられます。しかし、治療者である精神科医と臨床心理士は過去の経験からみて、まだ安心していいわけではありません。再発しないようにしばらくの間はAさんを見守っていく必要があります。

職場でのAさんの悩みを聞き、一緒に考えるのもそうですし、薬物療法をしばらく継続するのもそうです。生活リズムの乱れについて注意したり、ストレス対応に適切な指導を行うのもそうです。Aさんは時に不安を感じたり、朝方に気分が落ち込んだり、軽い吐き気や頭痛、ふらつきなどの身体症状を感じたりしながらも、出勤を継続できたのでした。

それとともにAさんは自信や意欲を回復して、職場の上司や同僚もAさんに対し、気づかいしたり、身構えたりすることも減っていきます。体調が安定するとともに、受診の頻度を減らすこと、カウンセリングの回数を減らすことができますし、ついにはカウンセリングを終結し、少量の薬物投与と支持的な精神療法で再発予防ができるようになりました。

そしてAさんは、初診から二年半後には定期的な受診や服薬が必要でない程度に、回復していったのでした。［藤本］

臨床心理士はどのようにカウンセリングを終結させるのか

休職中のAさんですが、生活リズムも整ってきて、定期的にウォーキングのような軽い運動をすることができるようになってきました。夜中に起きて過食することも自然になくなり、妻の手料理を美味しく食べられるようになってきました。自分自身が決めた日常生活での小さな目標を少しずつこなしていくことで、Aさんの自信も次第に回復していきます。そうしてカウンセリングの内容も、復職がテーマになることが増えていきました。

週に何度か、図書館に通って仕事に関連するような書籍を読むという日課を立てました。最初は仕事のことを思い出すのでくたびれると語っていましたが、徐々に滞在時間を延ばしていくこともできるようになりました。図書館で時間を過ごす工夫について尋ねると、「仕事に関連した本だけでなく、前から興味があったけれど手を伸ばさなかったジャンルにも目を通して気分転換をしています」と答えました。

さらに現在の上司に対する印象も変化していきます。「上司から扱いづらい奴だと思われていて、自分のことを理解してもらえない」と思っていましたが、休職中に上司からかけられた言葉に威圧感はなく、むしろ細やかな気づかいが感じられました。自分自身の思い込みが徐々に揺らぎはじめ、「今の上司は細やかな人だから、仕事面でも細かいことが見逃せないのかもしれない」と考えられるようになりました。「職場でミスが少ないほうがいいのは当然のこと。上司として、部下を不当に追い込もうという悪意があるわけではないのかもしれない」と、理解が深まっていくのが感じられました。

また、Aさんの適性について話し合うカウンセリングの回もありました。休職中の日常生活の目標を立てていくなかで、「有り余る時間をどのように過ごせばいいのかを自分一人で考えることが、実は結構ストレスだった」とAさんは打ち明けました。いわば白紙から物事を組み立てていくことが苦手かもしれないと、カウンセラーと一緒に苦手意識を感じる場面を振り返りました。「前の上司は明確に指示をしてくれたのでやりやすかったが、今の上司は指示があいまいだったから、どこから手をつけたらいいのか、困ってしまったのかもしれない」と述べ、「今度は、自分から指示を仰いでいく手もありですね」と語りました。

復職日が決まると、復職時の具体的な不安が述べられました。「周囲の人にどのように接したらいいだろうか」「今まで休んだことをどのように説明したらいいだろうか」など、想定される困りごとに対して、二人で話し合っていきました。相手もいることなので、百点満点の正答はないことを共有したうえで、「このようにやっておけば及第点かな」とAさんが納得できるような対応を事前にいくつか想定しておくこともできました。「うまくいかなかったときには、『明日があるさ』と思うことにします」と語り、復職の日を迎えました。

復職後は時間帯を夕刻に移して、フォローアップのカウンセリングを行いました。面接の頻度も、週に一度のペースから二週に一度、月に一度と間隔を空けていきました。そこでは、現実の仕事場面で起きた困りごとをテーマにして話し合っていきました。カウンセラーから問いかけなくても、Aさんは自分なりに整理しながら事柄を語り、それについて自分が考えたことや感じたことを話しました。「職場ではいろいろと配慮してくれているので、ありがたいと思う」「妻には心配をかけたので、今度の長期休暇ではゆっくり温泉にでも行こうかな」と周囲への感謝の気持ちが述べられたことが、カウンセラーには印象的でした。また、困ったことがあれば、上司や同僚にも相談できるようになったとのことでした。

Aさんは職場に安定して通勤できるようになり、勤務時間も少しずつ増えていきました。順調に出勤を続け、復職後半年で就業制限のない通常勤務に復すことになったので、その結果、平日に通院することが難しくなりそうだということでした。そこでカウンセラーは医師と相談をし、Aさんとカウンセラーが話し合ったうえでカウンセリングを終結することになりました。〔関根〕

編集者からの七つの質問に精神科医とカウンセラーが本音で答える

（1）なぜ精神科医、カウンセラー（臨床心理士）になったのですか？

◁精神科医

私は科学的な思考にも興味があり、一方で文学や哲学など人文科学的なものにも関心がありました。精神とは〝脳〟というもっとも複雑な人間の臓器から作られる一方で、極めて摩訶不思議《まかふしぎ》な〝こころ〟から成り立っています。私が精神科を選択したのは、この「人文科学」的な部分に関心があったからにほかなりません。科学的に理詰めで診療する身体医学にこころを惹かれる一方で、人間の本質に迫る〝こころ〟を追究していきたいとの思いがありました。

脳とこころとの関連が科学的手法で解明できるのかが、新米精神科医の大きなテーマでした。しかし実際の精神科診療に関わるにつれ、人間の生き方の多様性に気づき、科学的手法には大きな興味を感じなくなり、精神科診療の現場にのめりこんでいくことになりました。患者さんは百人百様で、それぞれに対しての人間理解が必要です。新しい患者さんの診療が入ると、また新しい人生の在り方を観察し、治療に関わらせてもらえます。
他の身体医学に比べて、本当に新鮮な日々を送らせてもらえるのは、精神科医の醍醐味でもあると今は思っています。現在は患者さんから教えられ、患者さんとともに悩む日々を毎日送っているのです。［藤本］

◁カウンセラー

心理士という仕事に興味を持ったのは、局のアナウンサーとして働いていたときです。突然、成人性の気管支喘息を発症しました。生放送中に喘息の発作を起こしてはならないという意識から、物事の受け止め方を変えてみたり自分の注意を気管支から外したりすることで、発作を未然に防いだり緊張を緩和できるようになりました。こころと体はつながっているのだということを、まさに体感した出来事でした。そのときに、人間の心身ってなんて不思議なのだろうとしみじみと感じたことが、臨床心理学に興味を持ち始めたきっかけです。

一児を出産後、フリーのアナウンサーとして現場に復帰して働いていましたが、一〇年の月日が流れたある日突然、記憶の底に眠っていた泡が水底からぽっかりと浮かんでくるように「臨床心理士になりたい」という思いが蘇ってきました。当時は報道系情報番組の司会を務めていました。悲惨な事件や事故などを報じるニュース原稿の結びにはしばしば

「こころのケアが必要です」とあり、読み上げながら、「伝えるほうは簡単に〝こころのケア〟って言うけど、長期戦になるだろうし、厳しく困難なことなのだろうな」と考えたりしていました。こころの底に沈んでいた思いが蘇ったのは、そんなときだったと思います。そこからは目標に向かってまっしぐらでした。心理系の大学院に通い、臨床心理士の試験を受け、運よく合格することができました。

アナウンサーとして二〇年間、放送現場の末端で働いてきました。カウンセラーとして医療現場で働くようになってから四年、まだまだ勉強が必要だと思っていますので、修業の日々を送っています。アナウンサーとカウンセラーはどちらも聴く仕事であり、伝える仕事でもあります。二つの仕事の間で重なり合うところがあったり、異なっているところがあったり、そういう振り子のような揺れが私にとっては大切なのかなと感じています。こころのケアの現場のことを広く伝えていくことも、私自身が今後取り組んでいきたいことなので、今も並行してアナウンサーとカウンセラー、二つの仕事を続けています。［関根］

（2）患者さんと接するときに大切にしていることは何ですか？

◁精神科医

患者さんと診療の場で接する際に大切にしているのは、できるだけ話を聴き、そうすることで患者さんをより正確に理解しようとすることです。生育歴のみならず家族や職場のことなど現在の生活状況を詳しく聴き、現れている症状や病態との関連をできるだけ理解しようとします。自分の考えを押し付けるのではなく、また道徳的、倫理的なものに左右されるのではなく、まず患者さんの生の存在を、精神科医として受け止め、認めることが大切だと思っています。

さらに、精神科医としてどのように対応することが、患者さんにとってもっともふさわしく、患者さんの利を損なわないことになるのかについても配慮するようにしています。患者さんにとって、病気は改善したけれど大切なものを失ってしまうよりは、大切なものを失わないほうが必要かと考え、治療者としての葛藤が生じることがあります。これは、たとえばうつ病になり、休職期限が迫っているが復職するのは難しいように見える患者さんのケースです。そのとき、休職を続けて退職するか、少し無理をして復職するかの選択を迫られることになります。患者さんもなかなか決断できませんし、精神科医の意見を押し付けることはできません。このときは本当に難しい。もたもたしていると現実の退職がすぐそこに待っているからです。そして、負担の大きい復職を避けるほうが、うつ病の改善には役立つ可能性が高いと判断できますが、本当にそれでよいのかについて、患者さんと一緒に悩むことになるのです。

一方で診療に関わる科学性を失わないように気をつけていることも事実です。また、「診療という枠組みを外さない」、「自分の役割を逸脱しない」ように接するということも常々心がけています。［藤本］

◁カウンセラー

人と人が向き合う上で基本的なことではあると思いますが、敬意を持って患者さんと接することを大切にしています。患者さんは何らかの援助を求めてクリニックに来ているわけですから、カウンセラーとして何かの役に立ちたいという気持ちはあります。しかしながら、援助を求めている人と援助をする側という立場の違いを超えて、人と人がお互いに尊重し合う関係性のなかで会うということが、カウンセリングの場では何より大事だと感じています。

それは、語られないこと、「沈黙」に対しても同じです。元々アナウンサーだったこともあり、患者さんが無言になると私自身の焦りや不安が起きていました。つまり、しばらく無言が続くと相手の言葉を引き出さなければという職業意識が反射的に働いてしまったときがありました。沈黙に耐えることができずに、つい質問を重ねてしまったこともあります。それでは、患者さんを尊重していることにはなりません。カウンセリングルーム（心理室）のなかで患者さんが語ること、沈黙すること、振る舞いなど、そのすべてを尊重するという姿勢が肝要であると考えています。［関根］

（3）患者さんの話を聴くとき、患者さんと話をするときに注意していることは何ですか？

◁精神科医

私は精神科医として、診療の場で患者さんと出会っています。それゆえ、診療という枠組みのなかで、患者さんの話を聴き、患者さんと話をするということになります。診断を進めていくために、患者さんに対する理解を深めるために、必要な情報を得なければなりませんので、精神科医から質問し、患者さんの返答を聴かなければならないことも多々発生してきます。したがって、傾聴のみではなく、精神科医側から積極的に質問することもよくあります。

また治療のなかでも、患者さんの話を聴いたうえで、患者さんに注意したり、反省を促したり、あるいは喜びを表したり、褒《ほ》め讃《たた》えたりすることも珍しくありません。患者さんが自分らしく生きられるように、また患者さんにとってもっともふさわしい状況が確保できるようにという観点を持ちながら、患者さんの話を聴き、そして自らも話をするようにしています。

精神科医は傾聴することを大切にしていますが、一方で患者さんとのやり取りでは、精神科医はカウンセラーより積極的に話してしまうことが多いというのが両専門職間の差異だと思います。［藤本］

◁カウンセラー

患者さんの話に耳を傾けながらさまざまな見立てを立てていきますが、気をつけていることは「わかりたいと思いながら聴いていくが、わかったと思わないこと」です。カウンセリングでは、患者さんのことをわかりたいという思いで話を傾聴します。そして、回を重ねていくにつれ、患者さんについて「わかりかけてきた」感覚に至ることがあります。それでも、「わかりえない」ことは当然あります。そのわかりえない感覚が、その後のカウンセリングにおいて重要となることがよくあるのです。

カウンセラーがわかった気になっていると、本当の患者さんの思いとどんどんすれ違っていく危険性があります。ですから、思い込みや決めつけが起きていないか、できるかぎり客観的にとらえようとすることが大切です。それと、私自身が思考優位で頭で理解して

しまう傾向がありますので、患者さんと会っているときの自分自身の身体感覚や感情の動きなどにも注意を向けています。［関根］

（4）精神科医とカウンセラー（臨床心理士）の連携・協同で注意していることは何ですか？

◁精神科医

これは本文でも触れましたが、連携・協同をうまく行ううえでもっとも大切なことは、他職種に対する信頼、尊敬と、役割を逸脱しないということだと思います。もちろん双方のコミュニケーションが保たれていることは当然のことです。

精神科医とカウンセラーは同じ患者さんという人間を一緒に援助していくわけですから、特に連携がうまく取れなければ、患者さんを困惑させてしまうことになります。私は精神科医とカウンセラーの連携は、他の職業ではなかなか経験できないものがそこにあると思います。職場でも営業と営業事務の連携、上司と部下の連携などいろいろな連携があると思いますが、それはしばしば成果として可視化できるものも多いはずです。しかし、精神科医とカウンセラーの連携は、その成果が患者さんに反映されることと信じますが、なかなかそれについて客観化できるものではありません。

そのような連携のなかで各専門職を支えているのは、専門性に対する自負であり、他職

種に対する信頼にほかならないと思いますし、それを共有することができない専門職とは連携・協同が難しいと思います。〔藤本〕

◁カウンセラー

精神科クリニックの現場においてチームを束ねているのは医師なので、臨床心理士は医師の指示や判断に原則として従い、診療を遅滞なく受けてもらうことが患者さんの利益にもつながると考えています。そのうえで、わからないことや疑問点は、医師の手隙の時間に積極的に質問していくようにしています。また、自分にどのようなことができて、どのようなことができないのか、専門家個人の能力と限界について、臨床心理士の側からも医師に伝えていかないといけないと感じます。

臨床心理士との協同についてさまざまなスタンスの医師がいると思いますので、一つのやり方に固執するのではなく、それぞれの医師の考え方や現場の状況に合わせて柔軟に対応していく力も求められています。いずれにしても、お互いの専門性を尊重したうえで、積極的にコミュニケーションを取っていくことが大切だと思います。〔関根〕

(5) 精神科医からカウンセラー（臨床心理士）へ、カウンセラー（臨床心理士）から精神科医へ、それぞれこうしてほしいなどの要望がありますか？

◁精神科医

私は臨床心理士に対して、もっと医療領域に参入していってほしい、あるいは産業領域（職場のメンタルヘルス）にも関わっていってほしいとずっと思っていました。医療側のさまざまな理由により雇用が進んでいないという事情はありますが、もっと積極的に医療や産業に臨床心理士が必要であるというアピールをしてもらいたいと思っています。

臨床心理士は個人レベルでの解決を図る役割を担うことが多いためか、他職種との連携はあまり得意ではなく、社会的な領域で存在をアピールする積極性に欠ける傾向にあるのではないかと思います。もちろんこれまで出会ってきた臨床心理士を通して抱いた私の印象で、普遍化できるものではありませんが、公認心理師の国家資格化とともに医療や産業分野で活躍する臨床心理士が増えることを期待しています。

ただ、今まで一緒に協力し合いながら、精神科医療を担ってきたカウンセラーたちは、それぞれの役割の限界をわきまえ、〝これは妄想かもしれませんが〟、精神科医に対する信頼を抱いてもらっていることを感じています。現在は優秀で真摯なカウンセラーのお蔭で、本当に患者さんに有用な精神科医療ができていると自負しています。［藤本］

◁カウンセラー

初めて働く医療現場がＯＭＣＩクリニックで、他の現場をよく知っているわけではありませんので、精神科医療をはじめさまざまな医療現場で働いている臨床心理士の知り合いにも聞いてみました。医療現場において、臨床心理士が求められる仕事は従事する現場によって多岐にわたります。心理検査のみを求められる場合もあれば、病棟に自ら訪れる形など決まった型のないカウンセリングを行う必要があったり、医療コーディネーターのような役割を求められることもあります。医師や他の医療従事者にどのように心理職の専門性を認めてもらうか、患者さんのためにどのように心理職の技術を活用してもらうか、カウンセラーはまさに試行錯誤しています。

医師の側も、臨床心理士を採用したものの、どのように扱えばいいのか戸惑う声も実際には多いとも聞きます。藤本先生のように、臨床心理士にもっと医療現場や産業領域で活躍してもらいたいと考えている医師はまだまだ少数派ではないかと感じます。患者さんのためによりよい医療を提供したいという思いでつながり合えれば、それぞれの現場での協同の形が見えてくるのではないでしょうか。医師とカウンセラーが相互理解を深め、尊重し合える関係性を構築するために、医師からも、未来志向で心理職に関心を寄せてもらえればと願います。［関根］

(6) 精神科医、カウンセラー（臨床心理士）は儲かりますか？報酬のことで感じることはありますか？

◁精神科医

精神科医は医師のなかでは決して儲かる分野ではないと思います。しかし、高価な医療機器などの設備投資があまり必要でないため、経済的には開業しやすいといえます。心療内科や精神科を標榜する開業数は年々増えていますが、精神療法などの専門療法の診療報酬は下降傾向にあり、さほど儲かっている印象はありません。

また、近年、総合病院の精神科（心療内科や神経科と標榜されているところが多い）病床が次々に閉鎖されたり、入院病床数を減らされたりしています。これは精神科病院の開放化が進んでいる事情もありますが、総合病院の精神科病床の一床当たりの売り上げが、他の身体科の病床と比べ安いこと、平均在院日数（患者さんの入院日数）が長いことと無関係ではありません。つまり総合病院の精神科病床は儲からないため、閉鎖や減床に追い込まれているということなのです。［藤本］

◁カウンセラー

まず、常勤で働くことのハードルは高いです。全体の傾向でも、二〇〇九年に日本臨床心理士会がまとめた「第五回臨床心理士の動向ならびに意識調査報告書」によれば、就業形態で「非常勤のみ」が四六・一パーセントで、「常勤のみ」の三二・八パーセントを上回っています。非常勤の求人は恒常的にあり、仕事に就くのはさほど難しくないのでしょうが、常勤職に就きたいと思っても、なかなか見つからないのが実情です。病院などでは時折、常勤の求人がありますが、おおむね初任給月額二〇万円前後で報酬的には厚遇とはいいがたいものです。スクールカウンセラーでは、何校も掛け持ちしている人もいますが、長期休みには無報酬となることもあるそうで、安定性という面での懸念があります。

対人援助職全般にいえることかもしれませんが、「やりがい」には大きなものがあります。けれども、心身ともにハードな仕事であり、儲けようと思って実務についても失望のほうが大きいように思います。今後は、心理職が国家資格化されたので、待遇面での安定性は増すのではないかと期待されています。［関根］

（7）これから精神科を受診しようと考えている人及び受診中の人へのアドバイス、これから心理療法やカウンセリングを受けようと考えている人及びカウンセリング中の人へのアドバイスをお願いします。

◁精神科医

精神科の敷居はずいぶんと低くなってきていると思います。ホームページ上でさまざまな病院やクリニックの情報が記載されているので、それを参考にすることは大切なことです。医師は受診する患者さんの診療は拒めませんが、患者さんは自由に医療機関を選択できるのですから、一医療機関に留まらず、合わないと思えば他の医療機関を当たってみたり、セカンドオピニオンを求める勇気を持つことも必要です。

また、初診時には少なくとも三〇分以上かけない医療機関はよくないと思います。五分、一〇分の診療で、服薬のみを勧める精神科医療機関は適切なところとはいえないでしょう。一方、医療機関と患者さんには相性といったものがあるのも否めません。ある患者さんにとっては評価の高い医師でも、別の患者さんとはうまくいかないということはよくあることです。患者さんは医師に遠慮せずに説明（インフォームド・コンセント）を求めることが大切で、医療に主体的に関わっていく姿勢も必要だと思います。

私が患者さんから聞く他院の情報については、本当にさまざまな医療機関、精神科医がいるのだと驚くことも多いです。評価し、選択する積極性を患者さんが持てば、満足のいく精神科医療に出会うことができると思います。［藤本］

◁カウンセラー

まず、恐れずに体験していただきたいと思っています。カウンセリングには決まった型があるわけではなく、患者さんとカウンセラーの二人の組み合わせが作り上げていく唯一無二の関係性です。カウンセリングの場では、どんなことを話題にしていただいてもかまいません。こうしてほしいという要望であっても、カウンセラーに対する怒りであっても、関係性のなかで起きることはすべてカウンセリングの大事なテーマになります。また、カウンセラーとの相性がどうも合わないとか、自分の問題を解決するにはカウンセリングは不適当だと感じることもあると思います。そのことについて医師やカウンセラーと話し合っていくと、自分が本当に求めていたことや感じていたこと、考えてきたことに患者さんが自身が気づけることもあるのです。

決まった場所、限られた時間のなかで、対話だけを手掛かりに会っていきますので、当然限界もあります。また、患者さんが主体的に自分自身の問題に関わらない限り、カウンセリングの効果はありません。それでも、一人でやっていくには辛く苦しい作業も、カウンセラーと二人なら乗り越えていけることもあります。カウンセリングで得られた体験が、日常生活のなかで活かされることを願いながら、カウンセラーは向き合っています。［関根］

東斉彰他編著『統合・折衷的心理療法の実践——見立て・治療関係・介入と技法』金剛出版、二〇一四年
アメリカ精神医学会編、日本語版用語監修・日本精神神経学会、髙橋三郎他監訳『DSM-5 精神疾患の診断・統計マニュアル』医学書院、二〇一四年
アレン・フランセス著、大野裕監修、青木創訳『〈正常〉を救え——精神医学を混乱させるDSM-5への警告』講談社、二〇一三年
イーサン・ウォッターズ著、阿部宏美訳『クレイジー・ライク・アメリカ——心の病はいかに輸出されたか』紀伊國屋書店、二〇一三年
伊藤絵美『事例で学ぶ認知行動療法』誠信書房、二〇〇八年
伊藤良子編著『臨床心理学——全体的存在として人間を理解する』ミネルヴァ書房、二〇〇九年
乾吉佑他編『心理療法ハンドブック』創元社、二〇〇五年
井原裕『激励禁忌神話の終焉』日本評論社、二〇〇九年
井原裕他編『くすりにたよらない精神医学』(『こころの科学増刊』)日本評論社、二〇一三年
岩波明『精神科医が狂気をつくる——臨床現場からの緊急警告』新潮社、二〇一一年
内海健『双極Ⅱ型障害という病——改訂版うつ病新時代』勉誠出版、二〇一三年
榎木英介『医者ムラの真実』ディスカヴァー・トゥエンティワン、二〇一三年
大野裕『精神医療・診断の手引き——DSM-Ⅲはなぜ作られ、DSM-5はなぜ批判されたか』金剛出版、二〇一四年

加藤敏他編『現代精神医学事典』弘文堂、二〇一一年
加藤忠史『岐路に立つ精神医学——精神疾患解明へのロードマップ』勁草書房、二〇一三年
加藤正明他編『精神医学事典 縮刷版』弘文堂、二〇〇一年
河合隼雄『カウンセリングの実際問題』誠信書房、一九七〇年
神田橋條治『精神科診断面接のコツ』岩崎学術出版社、一九八四年
神田橋條治『精神療法面接のコツ』岩崎学術出版社、一九九〇年
神田橋條治『精神科養生のコツ』岩崎学術出版社、一九九九年
計見一雄『現代精神医学批判——からだに触ってください』平凡社、二〇一二年
厚生労働省、中央労働災害防止協会『改訂 心の健康問題により休業した労働者の職場復帰支援の手引き』厚生労働省ホームページ
厚生労働省、労働者健康福祉機構『職場における心の健康づくり』厚生労働省ホームページ
坂元薫『うつ病の誤解と偏見を斬る』日本評論社、二〇一四年
下山晴彦『臨床心理アセスメント入門——臨床心理学は、どのように問題を把握するのか』金剛出版、二〇〇八年
下山晴彦編『認知行動療法を学ぶ』金剛出版、二〇一一年
杉山崇他編『これからの心理臨床——基礎心理学と統合・折衷的心理療法のコラボレーション』ナカニシヤ出版、二〇〇七年
精神保健福祉白書編集委員会編『精神保健福祉白書 二〇一四年版』中央法規出版、二〇一三年
世界保健機関編、融道男他監訳『ICD-10 精神および行動の障害——臨床記述と診断ガイドライン 新訂版』医学書院、二〇〇五年

高橋依子、津川律子編著『臨床心理検査バッテリーの実際』遠見書房、二〇一五年
丹治光浩編著『心理療法を終えるとき――終結をめぐる21のヒントと事例』北大路書房、二〇〇五年
津川律子『精神科臨床における心理アセスメント入門』金剛出版、二〇〇九年
難波克行、向井蘭『現場対応型　メンタルヘルス不調者復職支援マニュアル』レクシスネクシス・ジャパン、二〇一三年
野村総一郎編『多様化したうつ病をどう診るか』医学書院、二〇一一年
馬場禮子『精神分析的人格理論の基礎――心理療法を始める前に』岩崎学術出版社、二〇〇八年
東豊『セラピスト入門――システムズアプローチへの招待』日本評論社、一九九三年
藤本修『職場のメンタルヘルス――こころの病気の理解・対応・復職支援』ミネルヴァ書房、二〇一二年
藤本修『精神科医はどのようにこころを読むのか』平凡社、二〇一三年
藤本修『精神科のヒミツ――クスリ、報酬、診断書』中公新書ラクレ、二〇一四年
藤本修編『現場に活かす精神科チーム連携の実際――精神科医、心理士、精神科ソーシャルワーカーのより良い連携を求めて』創元社、二〇〇六年
松木邦裕『私説　対象関係論的心理療法入門――精神分析的アプローチのすすめ』金剛出版、二〇〇五年
宮岡等『うつ病医療の危機』日本評論社、二〇一四年
山内俊雄他編『専門医をめざす人の精神医学　第三版』医学書院、二〇一一年

著 者｜藤本 修（ふじもと おさむ）

1951年大阪府生まれ。精神科医、医学博士。おおさかメンタルヘルスケア研究所代表理事・附属クリニック院長。大阪大学医学部卒業。大阪府立病院精神科部長、関西福祉大学教授、甲子園大学大学院教授などを歴任。著書に『精神科医はどのようにこころを読むのか』『精神科医はどのように話を聴くのか』（ともに平凡社）、『こころの病気の誤解をとく』（平凡社新書）、『精神科のヒミツ――クスリ、報酬、診断書』（中公新書ラクレ）、『メンタルヘルス――学校で、家庭で、職場で』（中公新書）などがある。

著 者｜関根友実（せきね ともみ）

1972年兵庫県生まれ。臨床心理士、アナウンサー。おおさかメンタルヘルスケア研究所附属クリニック所属カウンセラー。お茶の水女子大学文教育学部卒業、大阪樟蔭女子大学大学院人間科学研究科（臨床心理学専攻）修了。アナウンサーとして朝日放送に入局。『おはよう朝日です』などの情報系番組を担当し、フリーに。その後『おはようコールABC』『ムーブ！』（ともに朝日放送）の司会などを担当し、現在も活躍中。著書に『アレルギー・マーチと向き合って』（朝日新聞出版）がある。

精神科医の仕事、カウンセラーの仕事
――どう違い、どう治すのか？

発行日｜2016年 3月 9日　初版第1刷

著 者｜藤本修　関根友実
発行者｜西田裕一
発行所｜株式会社平凡社
〒101－0051 東京都千代田区神田神保町3－29
電話 東京（03）3230－6584［編集］
東京（03）3230－6572［営業］
振替 00180－0－29639

印刷・製本｜大日本印刷株式会社
装 幀｜Malpu Design（清水良洋）
本文デザイン｜Malpu Design（佐野佳子）
イラストレーション｜須山奈津希

ISBN978-4-582-51334-9

NDC分類番号493.7　四六判（18.8cm）　総ページ240
平凡社ホームページ http://www.heibonsha.co.jp/